MANUEL

HOMŒOPATHIQUE

D'OBSTÉTRIQUE.

MANUEL HOMOEOPATHIQUE

D'OBSTÉTRIQUE

OU

SECOURS QUE L'ART D'ACCOUCHEMENT PEUT TIRER DE L'HOMŒOPATHIE.

AVANT-PROPOS.

Le titre de l'ouvrage indique assez que ce n'est pas un traité d'accouchements que nous entendons offrir ici à nos confrères : les notions sur les différentes positions de l'enfant et les opérations qu'elles peuvent réclamer sont très-bien enseignées par les professeurs d'accouchement ; cette partie de la science médicale n'a pas été influencée par les erreurs des théories imaginaires qui l'ont fourvoyée depuis deux mille ans ; ce sont des faits entièrement physiques qui ont été très-bien étudiés, et réduits ingénieusement à des règles à peu près certaines et dont, par conséquent, nous croyons nos lecteurs suffisamment instruits. Mais ce qu'ils n'ont pas pu apprendre, ou plutôt ce qu'ils ont très-mal appris par ces professeurs, ce sont les soins hygiéniques et médicaux que réclament les dérangements de la santé qu'éprouvent souvent les femmes pendant la grossesse, l'accouchement, les couches, etc., dérangements pour lesquels l'ancienne médecine n'a que des médications si absurdes et si contraires aux lois de la nature.

Nous allons exposer, en autant de chapitres séparés, les soins à donner à la femme pendant la grossesse, pendant l'accouchement, pendant la période des couches, pendant la lactation et le sevrage, et les soins à donner aux nouveau-nés

Nous serons aussi concis, aussi clair que possible en évitant les théories oiseuses et l'étalage d'érudition, plutôt faits pour obscurcir que pour faciliter l'intelligence du sujet. Si nous remplissons convenablement notre tâche, nous aurons rendu un immense service à la société, en contribuant à préparer des générations plus valides et plus fortes pour nous succéder.

Afin de bien comprendre et utiliser ce manuel, il faudra connaître les principes de la médecine homœopathique que l'on pourra étudier dans l'*Organou de la médecine homœopathique*, par S. Hahnemann.

CHAPITRE I.

DES SOINS A DONNER A LA FEMME PENDANT LA GROSSESSE.

La grossesse, fonction indispensable pour la conservation de l'espèce, est un état normal et semblerait n'exiger aucun soin particulier; cependant, dans cet état il s'établit des changements notables, soit dans la sensibilité, soit dans les différentes fonctions de la femme, ce qui la rend susceptible de différentes souffrances et de différents dérangements qui lui sont particuliers; l'art doit indiquer quelles doivent être les précautions nécessaires à prendre pour les prévenir, et les moyens les plus simples pour les guérir.

HYGIÈNE DE LA FEMME ENCEINTE.

Nous n'indiquerons pas les signes de la grossesse que l'on trouvera dans tous les traités d'accouchement; mais dès que, par un retard des règles sans dérangement notable de la santé, le gonflement ou la dureté extraordinaires, ou le picotement des seins, quelques anomalies dans les goûts, etc., la femme pourra soupçonner un commencement de grossesse, elle devra supprimer toute partie de ses vêtements qui pourrait produire une compression sur le ventre, particulièrement les corsets et les ceintures : les maux que peut causer le serrement habituel de la taille pendant la grossesse soit à la femme, soit à l'enfant, sont incalculables : tels sont les fausses couches, les maladies de matrice, du cœur, du poumon, du cerveau, les varices, l'hydrocéphale de l'enfant, les fausses positions qui rendent ensuite les couches si pénibles, etc. Tous ces dérangements peuvent être produits par la gêne apportée à la circulation du sang du système de la veine porte et des gros troncs artériels et veineux de l'abdomen, par la compression habituelle de ces vêtements. La femme devra faire usage de vêtements aisés qui ne gênent aucunement la dilatation du ventre et les mouvements, et adaptés à la température de la saison.

Le besoin de fournir à la subsistance du nouvel être qui se développe dans son sein exige, pour la femme enceinte, une nourriture substantielle et de facile digestion, parce que les sympathies qui lient l'estomac à l'utérus, la compression et la gêne qu'éprouvent les organes digestifs par l'accroissement extraordinaire du volume de la matrice, altèrent souvent les forces de ces organes et rendent les digestions lentes et pénibles. Les viandes faites bouillies ou rôties, les légumes farineux ou potagers, les fruits bien mûrs de la saison en proportion convenable, seront les meilleurs aliments, et l'eau pure la meilleure boisson. Les épices, le vin pur, et surtout le café et le thé devront être proscrits avec la plus grande sévérité ; la sensibilité nerveuse est tellement développée chez les femmes enceintes, que ces substances n'en sont que plus nuisibles dans cet état ; il faut bien se garder de se croire obligé de satisfaire les désirs d'aliments nuisibles de certaines femmes grosses ; on leur accordera cependant ceux qui ne pourraient pas être considérés comme directement nuisibles à la mère ou à l'enfant.

Le grand air et l'exercice du corps sont aussi très-nécessaires dans la grossesse ; ils renforcent la constitution, contribuent à conserver la santé et disposent beaucoup mieux à un accouchement facile que les bains conseillés par les allopathes. Les bains ne doivent être pris que pour nettoyer la peau ; répétés trop souvent et trop prolongés, ils affaiblissent beaucoup et sont, par conséquent, très-nuisibles aux femmes grosses. L'homœopathe doit les défendre surtout vers la fin de la grossesse.

Nous croirions faire injure à l'intelligence et à l'humanité de nos lecteurs si nous cherchions à les prémunir contre les saignées de précaution encore conseillées aujourd'hui au milieu de la grossesse par quelques routiniers : saigner une femme grosse est un double meurtre, ou du moins une tentative de meurtre, que les lois devraient punir, car elles tuent souvent l'enfant et quelquefois aussi la mère.

La grossesse agit d'une manière sensible sur le moral de la femme, qui devient alors très-impressionnable; son imagination est plus vive, elle est plus susceptible de s'effrayer; il faudra donc lui éviter toute émotion violente, tant de plaisir que de peine; réprimer la curiosité souvent si grande dans cet état lorsqu'elle se porte sur des sujets qui pourraient l'impressionner trop vivement; le spectacle d'animaux féroces, des tours de force, etc., parce qu'ils pourraient faire autant de mal à la mère qu'à l'enfant; par le même motif, on doit éloigner de sa vue les monstruosités et les blessures graves, ainsi que les narrations d'événements terribles ou effrayants.

L'acte du mariage doit-il être permis à la femme enceinte? L'observation des lois de la nature en général semble être pour la négative; la physiologie appuie aussi par la raison cette opinion, et l'expérience a démontré que des infractions à cette règle ont été suivies d'accidents graves, tels que des métrorrhagies et des fausses couches ; cependant, le cas contraire s'observe tous les jours. A cela nous pouvons répondre que la sage nature est plus forte pour conserver que nos passions pour détruire; par conséquent, comme il n'est pas raisonnable de compter seulement sur la nature lorsqu'on peut l'aider par quelque précaution, nous conseillons aux époux désireux d'avoir des enfants de se tenir séparés dès qu'ils peuvent présumer l'existence de la grossesse, surtout lorsque la femme est d'un tempérament nerveux et très-impressionnable, et sujette à la leucorrhée, et si elle avait les règles abondantes, de longue durée ou trop fréquentes.

MALADIES DES FEMMES ENCEINTES.

Nous comprenons sous cette dénomination les affections qui résultent de l'état particulier de l'utérus pendant la gestation jusqu'au moment de l'accouchement.

L'utérus, qui n'était, pour ainsi dire, qu'un point inaperçu dans l'organisme de la femme, acquiert après la conception une vie toute nouvelle, et prend un développement tel dans tous ses tissus et dans son action vitale, qu'il attire pour ainsi dire tout le système dans sa sphère et sous sa dépendance. Dans l'état normal, cependant, toute cette immense révolution doit s'accomplir chez la femme sans malaises et sans besoin des secours de l'art ; souvent, cependant, le changement de l'état de l'utérus ne s'opère pas sans des souffrances assez graves dans le viscère même, ou dans les organes qui ont le plus de sympathie avec lui ; tels que les appareils digestif, respiratoire, circulatoire, cérébro-spinal.

Dès les premières semaines, même dès les premiers jours de la grossesse, la femme éprouve des malaises produits par l'afflux du sang à l'utérus, et la résistance qu'opposent les fibres de cet organe au développement nécessaire pour sa nouvelle fonction : la femme éprouve un poids dans le bas du ventre, derrière le pubis, et une sensation de tension pénible, souvent très-douloureuse, à cette région ; de fréquentes envies d'uriner, lassitude dans les membres, anxiété, palpitations, et une altération dans son état moral. L'ancienne médecine n'a que l'abominable vampirisme des saignées et la relâchante action des bains tièdes à opposer à ces souffrances, comme si l'action de l'eau tiède pouvait relâcher le tissu de l'utérus vivant, comme ceux que l'on met macérer après les avoir séparés du cadavre! Ou comme si les saignées allaient puiser le sang qui se porte en abondance à l'utérus pour l'accomplissement de la fonction de la formation du nouvel être qui se développe dans son intérieur ! Absurdité la plus barbare que jamais cerveau malade ait pu concevoir. Hippocrate a dit que les femmes qui saignent au nez avortent ; et de gaieté de cœur on tire une quantité considérable de sang à une femme enceinte, sans songer aux suites nécessaires que cette soustraction doit avoir sur le fruit qu'elle porte dans son sein, lequel ne vit et ne se nourrit que du sang de la mère ! Si la saignée est une faute dans toutes les maladies, elle est un crime dans celles des femmes grosses, parce qu'elles tendent à l'assassinat direct du fœtus : il faut donc proscrire toujours, et sans exception, les émissions sanguines de la thérapeutique des maladies des femmes enceintes ; à plus forte raison dans le cas qui nous occupe, qui n'est qu'une indisposition que la nature guérit ordinairement toute séule ; il existe cependant des cas plus graves qui pourraient se terminer par une fausse couche s'ils n'étaient pas traités convenablement.

L'observation du régime simple, décrit dans le commencement de cet article, suffit ordinairement pour prévenir tout accident ; si cependant ces malaises persistaient, on aura un médicament très-efficace dans *nux vom.* 50ᵉ, un globule dans un verre d'eau, à prendre par cuillerée à café tous les soirs : si la femme était très-lymphatique, délicate, d'un blond pâle, d'un caractère très-doux et timide, on donnerait *pulsat.* de la même manière ; *bellad.* sera préférable s'il y a en même temps rougeur et chaleur au visage avec le sang à la tête.

Pléthore. — Souvent, vers le troisième mois de la gestation, quelquefois plus tôt ou plus tard, des phénomènes de pléthore apparents fatiguent la femme ; elle éprouve une pesanteur de tête, des vertiges, surtout en se baissant, le visage est rouge, chaud, les membres lourds et engourdis, surtout la nuit, des étouffements, palpitations, sommeil le jour, et sommeil très-lourd la nuit. Tous ces phénomènes se dissipent avec une ou deux doses d'*aconit.* 50ᵉ, prises à deux ou trois jours d'intervalle ; on les fera suivre d'une dose de *bellad.* 50ᵉ s'il persiste de la douleur et de la chaleur à la tête ; ou de *nux vom.* si les fonctions digestives étaient dérangées.

Vomissements. — Les femmes enceintes sont presque toutes, on pourrait dire sans exception, fatiguées plus ou moins par cette indisposition ; pour la plupart des femmes, elle est le premier signe qui leur annonce la grossesse ; le matin dès qu'elles sont levées surtout, elles éprouvent une sensation de nausées comme si elles allaient vomir ; dans les premiers temps, ces nausées se passent en mangeant, mais ensuite elles continuent après, et même pendant les repas ; il vient ensuite des efforts pour vomir, et ensuite des vomissements de glaires avec ou sans efforts, et, après les repas du matin surtout, le vomissement des aliments. A ces malaises, qui rendent la grossesse si pénible pour la plupart des femmes, l'ancienne médecine n'a rien à opposer : que dis-je, rien ? elle oppose la saignée ! ! ! Pauvre humanité ! ! ! *Nux vom.* a si bien tous ces phénomènes dans ses symptômes primitifs. qu'une seule dose 50ᵉ dans un verre d'eau, une cuillerée à café deux ou trois fois par jour, emporte ordinairement, et comme par enchantement tous ces malaises, de manière que la femme parcourt ensuite le restant de sa grossesse sans s'en apercevoir. Lorsque les vomissements sont pour ainsi dire continuels, que la femme rejette tous, ou en très-grande partie, ses aliments, qu'elle vomit de la bile pure ou mêlée à des glaires, on donnera *ipeca.* 6ᵉ, trois globules trois fois par jour jusqu'à la guérison. Dans quelques cas, très-rares, les vomissements résistent à ces médicaments, on administrera alors *sepia* 50ᵉ dans huit cuillerées d'eau, pour en prendre une tous les matins, surtout s'il y avait dans les vomissements un mucus comme laiteux, et si la femme était d'un caractère triste, si elle avait été sujette à la migraine ou à quelque dérangement de l'utérus ; dans ce dernier cas, on pourra aussi avoir recours à *conium* de la même manière ; ce médicament m'a très-bien réussi chez une dame que je venais à peine de guérir d'un squirrhe du col de l'utérus après dix-huit mois de traitement, lorsqu'elle devint enceinte ; dans ses grossesses antérieures elle vomissait pendant toute leur durée, malgré (ou à cause) les quatre ou six saignées qu'on lui prodiguait ; *nux vom.* et *ipeca.* n'avaient soulagé que passagèrement, une dose de *conium* l'a guérie complétement.

Les femmes sujettes aux vomissements devront observer leur régime alimentaire plus sévèrement, c'est-à-dire se nourrir de préférence de viandes bouillies et rôties, peu de légumes, et s'abstenir de fruits ; quelques cuillerées de vin vieux après les repas peuvent être utiles pour quelques-unes.

Constipation. — Les femmes, par leur vie sédentaire dans les villes, sont en général sujettes à la constipation, mais cet état est bien plus habituel pendant la grossesse : quoique la constipation soit bien moins nuisible que l'état contraire, on pourra ordinairement y remédier par le régime convenable, en augmentant la proportion de légumes et de fruits, ou en y ajoutant l'usage de boire un verre d'eau fraîche pure, le matin après s'être levé, et l'exercice convenable ; si ces précautions ne suffisaient pas, on pourrait prendre tous les soirs un petit lavement (de trois onces) en se couchant, et tâcher tous les matins d'aller à la garde-robe. Si la constipation produisait des accidents tels que chaleur du ventre, mal à la tête, poids à l'anus, etc., on donnera *nux vom.* 50°, le soir, et on attendrait son action quatre à cinq jours. Si l'effet n'était pas obtenu, on donnerait *sulf.* 50° dans quinze cuillerées d'eau, une tous les soirs. *Bryonia* 50° dans un verre d'eau, une cuillerée à bouche toutes les deux heures, en commençant au réveil, jusqu'à ce qu'on éprouve de l'effet, m'a souvent réussi dans les constipations rebelles. *Pulsat.* serait indiquée si la constipation était causée par l'abus d'aliments gras et indigestes.

Diarrhée. — La diarrhée, chez les femmes grosses, ne doit pas être négligée, parce qu'elle entraîne facilement l'avortement ; on conseillera des aliments légers et peu abondants et le repos, et, selon les symptômes, *pulsat.* si les selles sont glaireuses, verdâtres ou aqueuses, précédées de coliques, avec la bouche pâteuse, amère, sans soif, des frissons ; surtout si les évacuations ont lieu principalement la nuit. *Dulcam.* si la diarrhée a été produite par un refroidissement, s'il y a des selles muqueuses ou verdâtres, et des coliques.

Si avec des selles liquides, jaunes ou verdâtres, ou comme des œufs brouillés, la femme avait la bouche très-amère, grande soif, envies de vomir; ou des vomissements bilieux avec des douleurs vives d'estomac et de ventre, ballonnement et émission de vents, on donnera *chamomil.* Si la diarrhée est devenue chronique, *sulfur.* 50° dans l'eau, une cuillerée à café tous les soirs, est utile dans la plupart des cas ; après ce médicament, *calcarea* si la diarrhée résiste, surtout quand la faim persiste.

Coliques. — Il faut faire attention de ne pas confondre les coliques véritables avec les *fausses douleurs*, ce qui sera très-facile pour peu que l'on ait vu de grossesses. *Chamom.* sera, dans la plupart des cas, suffisant, surtout s'il y a des flatuosités et s'il n'y a pas de constipation; si ce symptôme existait, il faudrait avoir recours à *nux. vom.* Si la violence des coliques empêchait la malade de rester en place, et si la marche apportait du soulagement aux douleurs du ventre, il faudrait recourir à *colocynthis.* Dans ces sortes de souffrances, les médicaments devront être donnés dans une grande quantité d'eau, par petites cuillerées et à des intervalles rapprochés, selon la plus ou moins grande violence des douleurs.

Douleurs de reins. — Les femmes grosses sont très-sujettes aux maux de reins; la direction en arrière imprimée au tronc, les efforts faits pour supporter le poids du ventre, et maintenir l'équilibre, et différentes autres circonstances inhérentes à cet état, expliquent assez ces souffrances. *Nux vom.* est ici le spécifique le plus général; elle sera surtout très-efficace si la femme éprouve les plus grandes douleurs en se retournant dans son lit. Si le lombago a été déterminé par un effort ou par la fatigue, on aura recours à *rhus; arnica* dans ces derniers cas serait préférable, surtout si la douleur se faisait principalement sentir en toussant ou en marchant.

Ischurie. — Les femmes grosses ont souvent des dérangements dans l'émission des urines; elles ont parfois des envies très-fréquentes d'uriner, avec douleur en urinant, ténesme vésical, sans que la couleur de l'urine soit altérée; *nux vom.*, dans ce dernier cas, est spécifique; si l'urine s'échappait involontairement avec ténesme, il faudrait préférer *camphora;* si la femme était faible et très-impressionnable, d'un caractère doux et timide, peu ou mal réglée habituellement, la difficulté d'uriner céderait, dans ces cas, à *pulsatilla. Nux vom.* est surtout indiquée lorsqu'une difficulté à uriner ou la retention d'urine est produite par un déplacement de l'utérus, ou de la vessie, déplacement causé par le développement de l'utérus ; dans ces derniers cas, cependant, il est parfois nécessaire de vider la vessie avec la sonde pour faciliter l'action des médicaments lorsque ce viscère est trop distendu et que ses tuniques ne peuvent plus réagir par elles-mêmes, avant de donner le médicament convenable. Une dame mal conformée, dont le bassin était très-étroit dans son diamètre antéro-postérieur, avait tellement négligé une difficulté d'uriner dont elle était affectée depuis le cinquième mois de sa grossesse, qu'au septième mois, ayant été consulté par elle, je trouvai une tumeur de la grosseur d'une tête d'enfant pendante au devant du pubis, produite par le gonflement de la vessie remplie d'urine ; l'émission était impossible depuis trente-six heures : j'évacuai l'urine par l'introduction facile d'une sonde élastique, ensuite, à cause de l'espèce de hernie ventrale de la vessie, et la nature vive, et les habitudes sédentaires de la malade, j'administrai *nux vom.* dans l'eau pendant huit jours : les fonctions de la vessie se sont très-bien rétablies, et l'accouchement s'est fait sans accidents.

Insomnie. — Si, malgré le régime et l'exercice convenables, la femme éprouve de l'insomnie, et qu'il n'existe pas de souffrances propres à exiger une médication spécifique, une dose de *coffea* 6ᵉ, à l'heure du sommeil, suffit souvent pour la faire dormir, si elle n'était pas habituée au café ; dans le cas contraire, on obtiendrait plus d'avantages de *chamom.* 12ᵉ, prise de la même manière. Si le sommeil était empêché par des cauchemars, on donnera, de la même manière, *sulf.* 30ᵉ.

Palpitations de cœur. — Si les palpitations se manifestent avec les symptômes de pléthore, on reviendra au traitement indiqué à cet article (V. *Pléthore*). Si ces symptômes n'existent pas, *pulsat.* 30ᵉ suffit ordinairement pour faire disparaître ce phénomène fatigant. Dans le cas où l'ancienneté de la maladie et d'autres symptômes propres faisaient présumer l'existence d'une cause organique, *sulfur.* 30ᵉ est le médicament qui a toujours le mieux réussi.

Syncopes. — Quelquefois cette incommodité affecte la femme dès les premiers instants de la conception, sans qu'il soit possible de lui assigner une autre cause : alors, à défaut d'au-

tres symptômes, il faudrait se laisser diriger dans le choix du
médicament par la constitution et le moral de la malade ; si
elle est faible, mélancolique et disposée à pleurer facilement,
on donnera *ignatia* 50ᵉ ; si, au contraire, elle est vive, gaie
et disposée à l'emportement, il faudra préférer *chamomill.* 12ᵉ ;
si, avec ce tempérament, elle était sujette à la constipation
et menait une vie trop sédentaire, on préférerait *nux vom.* 50ᵉ ;
ces médicaments seront donnés, dans tous les cas, dans une
grande quantité d'eau, par petites cuillerées, le matin, pour
prévenir une action trop forte. Si les syncopes étaient l'effet
d'une grande faiblesse produite par une maladie précédente
ou des hémorragies, ou des privations de nourriture, on donnerait *china* 12ᵉ, et deux jours après *sulfur.* 50ᵉ, en se laissant
ensuite guider par la nature des symptômes. Quelquefois les
syncopes, chez les femmes enceintes, sont l'effet d'une espèce de pléthore, alors il faudra employer les moyens indiqués
à l'article *pléthore*, surtout *aconit.*, préparés selon le besoin.
Quelquefois les défaillances sont l'effet d'habillements trop
serrés habituellement ; alors elles sont une punition d'une in-
fraction grave aux lois d'hygiène de la grossesse ; après avoir
éloigné la cause, on donnera *aconit.* ensuite *arnica* 25ᵉ.

Odontalgie. — Beaucoup de femmes sont tourmentées du
mal aux dents pendant leur grossesse, quelquefois dès l'instant
de la conception, d'autres fois plus tard ; ce mal dure jusqu'à la
fin, avec ou sans carie d'une ou plusieurs dents ; ces odontal-
gies doivent être traitées comme les maux de dents ordinaires,
dont nous allons indiquer sommairement les principaux spécifiques : si la douleur prend subitement et d'une manière tellement violente qu'elle arrache des cris, *coffea ;* si elle est plus
violente la nuit, de manière à obliger la malade à se lever, ou si
la joue est enflée, *cham.;* si elle commence le soir et augmente
la nuit sur un sujet très-doux, *pulsat.;* si la douleur est exaspé-
rée par l'air extérieur, le vin, le café, par le froid et les travaux
de l'esprit, et soulagée par la chaleur ; un élancement dans
les dents et les mâchoires s'étendant dans les os de la face et
la tête ; une térébration, un fouillement ou tiraillement dans
une dent cariée, *nux vom.;* s'il y a sang à la tête, *bellad.*

Sepia est aussi très-utile dans les maux de dents comme dans beaucoup d'autres affections sympathiques de l'utérus. On fera, dans ce cas, aspirer le médicament. *Staphyag.* réussit dans un si grand nombre de cas d'ódontalgie avec carie, qu'on fera bien d'y avoir recours dans tous les cas, lorsque le premier médicament administré n'aura pas soulagé la douleur. Dans les maux de dents, on peut changer de médicament au bout d'une heure si celui qui a été administré n'a pas fait de bien.

Ptyalisme. — Cette incommodité atteint quelquefois les femmes au commencement de la grossesse, et cesse ordinairement d'elle-même, vers le quatrième ou le cinquième mois; si elle devenait fatigante par sa quantité, on ferait aspirer *merc.;* si elle était accompagnée de nausées et de dégoût des aliments, *pulsat.*; avec froid général et faiblesse, *verat.;* si elle résistait à ces médicaments, on ferait prendre *sulf.* 50ᵉ dans l'eau, pendant cinq jours.

Douleurs des mamelles. — La fluxion qui se forme vers les seins, pour préparer les glandes mammaires à la sécrétion du lait, excite toujours plus ou moins de douleurs dans ces parties; ces douleurs deviennent quelquefois très-vives et insupportables, surtout chez les femmes qui ont comprimé les seins par des corsets. *Bryon.* 50ᵉ convient dans les picotements sans inflammation ; mais lorsqu'il y a rougeur érésipélateuse, chaleur, dureté, etc., on donnera *bellad.* 50ᵉ, ou *hep. sulf.* 5ᵉ, cinq centigrammes. (V. ci-après *Inflammation des seins.*)

Envies. — Désirs d'aliments, ou d'autres substances nuisibles; *sulf.*, en général, est le médicament indiqué dans tous ces goûts bizarres ; cependant, s'il y a un désir excessif de vinaigre, on essayera *arnica;* pour l'envie de la chaux et du plâtre, *acid. nitr.;* celle de l'eau-de-vie, *arsen., puls., sulf., lachesis;* celle du charbon, *coccul.;* du sel de cuisine *carb. veget.*

Points douloureux dans la circonférence du ventre. — Vers le quatrième mois, ou plus tard, les femmes éprouvent souvent un point au défaut des fausses côtes ou dans un des flancs ; *nux vom.* 30ᵉ m'a toujours réussi pour les dissiper en quelques jours. Si la femme est d'un tempérament lymphatique, on préférera *pulsat.*

Impressions morales, frayeur, crainte, colère, joie, chagrin.
—La mobilité et l'excitabilité excessives que la grossesse imprime au système nerveux obligent les femmes et les personnes qui les entourent à beaucoup de soins pour prévenir les émotions. Si cependant une frayeur subite avait produit de l'anxiété, de l'étouffement, tremblement des membres, etc., on ferait de suite sentir *opium;* s'il y avait déjà quelque temps que l'accident fût arrivé, on ferait sentir *aconit.* Si ces accidents étaient l'effet de l'impression d'une joie vive et subite, on ferait toujours respirer *coffea.* S'ils étaient l'effet d'une violente colère, on ferait respirer *cham., bryon.* Si *cham.* n'était suivi d'un prompt soulagement, *nux vom.* et *colocynt.* pourraient aussi être utiles dans ces cas ; si l'impression morale était un chagrin subit ou longtemps continué, on ferait respirer *ignatia.*

Hémorragies ou *pertes utérines.* — Certaines femmes conservent leurs règles pendant les trois premiers mois de la grossesse, d'autres plus tard, sans inconvénient ni pour la mère, ni pour l'enfant. Ainsi, lorsqu'à l'époque des règles il paraîtra du sang à la manière des règles, il ne faudra pas s'en inquiéter; mais quand l'écoulement du sang par le vagin arrive à toute autre époque de la grossesse, ou avec force et abondance chez une femme grosse, il constitue toujours un accident grave, et exige les soins les plus attentifs, parce qu'il peut être facilement suivi de l'avortement, et même mettre en danger la vie de la femme. La femme se mettra de suite au lit, dans une position horizontale, qu'elle gardera immobile jusqu'à la cessation complète de tout danger de retour; elle conservera aussi la tranquillité de l'esprit ; on établira le plus grand calme autour d'elle, et on ne lui donnera que des boissons et des aliments froids : le lait de vache nouvellement trait et refroidi à la glace ou à la cave est une excellente boisson dans ces circonstances.

Si la perte a lieu après un effort musculaire pour soulever ou porter quelque chose, l'extension violente des bras, un faux pas, une chute ou un coup sur le ventre ou les reins, on donnera *arnica* 12°. Si l'écoulement de sang est fort, con-

tinu et d'une manière uniforme, avec des tranchées au nombril, des efforts violents et pression vers l'utérus et le fondement, avec frissons, froid général, en même temps qu'il
monte une chaleur vers la tête, lassitude considérable, disposition à rester couchée, on donnera *ipecac.* 6°. Si avec ces
malaises il y a des douleurs comme d'enfantement, et qu'a-
près un quart d'heure il n'y ait pas d'amélioration, on donnera
cham. Quand la femme perd une quantité considérable de
sang rouge foncé, avec des douleurs compressives des reins
et douleurs de tête, surtout aux tempes, on donnera *bryon.*
Chin. est très-précieux dans les cas graves où il y a déjà
pesanteur de tête, vertiges, perte d'idées, somnolence avec
faiblesse et disposition à la défaillance, froid dans les membres, pâleur du visage, secousses autour de la bouche, contraction des yeux, le visage et les mains deviennent bleus, des
secousses dans tout le corps. Dans ce cas de danger imminent,
il n'est pas mal de faire quelques légères frictions sur le ventre
et d'y appliquer des serviettes trempées dans de l'eau froide
acidulée avec du vinaigre. *Chin.* est aussi indiqué lorsque le
sang coule par bouffées, avec des spasmes, des douleurs de
la matrice, qui se portent vers le fondement, avec l'augmentation de l'écoulement du sang. Ce médicament convient
pareillement lorsqu'il y a des tranchées abdominales, des
besoins fréquents d'uriner et une tension douloureuse du bas-
ventre. En général, il convient toujours lorsqu'il reste quelque indisposition à la suite d'abondantes pertes de sang. *Hyos-*
ciamus 50° conviendra lorsqu'il y aura des douleurs comme
pour accoucher, avec tiraillements dans les reins et le sacrum,
ou dans les membres, chaleur générale avec pouls accéléré ou
plein, gonflement des veines sur le dos de la main ou au visage, grande agitation, vivacité excessive, tremblement dans
tout le corps ou engourdissement des membres, absence de
sentiment, obscurcissement de la vue, délire, soubresauts
des tendons, ou des secousses dans quelques membres alter-
nant avec la roideur des articulations. *Belladona* 50°, lorsque le sang n'est ni très-clair, ni noir, avec des efforts vers
les arties génitales, comme si la matrice allait sortir; des

douleurs violentes au sacrum, comme s'il se brisait. *Platina* 30°, lorsque le sang est noir, épais, mais non coagulé et en grumeaux, la douleur au sacrum n'est pas comme s'il se brisait, mais plutôt un tiraillement vers le devant jusqu'aux aines, et comme si, par cette douleur, les parties intérieures étaient pressées vers le bas, en même temps les parties génitales sont excessivement douloureuses au toucher. *Ferrum* 6°, lorsque le sang est tantôt noir et en grumeaux, et tantôt liquide avec des douleurs comme pour accoucher, ordinairement avec rougeur du visage; après ce médicament, *china* est souvent utile; si le sang était très-noir, grumelé et gluant, on donnerait *crocus*. *Sabina* est très-utile dans les pertes de sang lorsque le sang est d'un rouge vif, avec des douleurs de reins vers les aines, augmentant par accès ou bien en caillots. *Secale corn.*, lorsque le sang est noir et liquide, et quand son écoulement est surtout excité par les forts mouvements, lorsque la malade est très-faible, avec tremblement et douleur des membres, ou s'il y a des crampes.

Les médicaments devront être donnés, dans ces cas, dans un verre d'eau, dont on fera prendre à la malade une cuillerée à café toutes les dix minutes ou plus rarement, selon l'urgence des cas. Lorsque l'hémorragie sera arrêtée, la malade gardera encore, pendant cinq ou six jours, le repos absolu, et ne prendra ensuite de l'exercice que peu à peu et avec les précautions nécessaires pour ne pas renouveler les accidents.

Dans tous les cas d'hémorragie utérine violente, le magnétisme animal a une influence très-favorable ; quelques passes sur toute l'étendue de la malade suspendent souvent l'accident, et donnent le temps d'opposer un remède efficace à la cause. Je dois aussi faire mention de l'aimant minéral parmi les ressources de l'homœopathie contre la métrorhagie.

Crampes.—Les femmes enceintes sont souvent très-fatiguées la nuit et même le jour par des crampes aux mollets et aux pieds qui leur ôtent le sommeil et le repos : *veratrum* 30°, le soir, en se couchant, réussit ordinairement à les prévenir. Je me suis souvent servi avec avantage, chez les femmes nerveuses, de *nux vom.* ou *coffea*, administrés de la même manière. Si ces moyens ne réussissaient pas, on mettrait un globule de *sulf.* 30ᵉ dans un verre d'eau, dont on ferait prendre une cuillerée à café trois ou quatre soirées de suite, avant de se mettre au lit.

Varices et *hémorroïdes.* — Après le cinquième mois de la grossesse, le volume et le poids de l'utérus gênent la circulation des veines ischiatiques et de la veine porte : les branches veineuses qui apportent le sang dans ces troncs se trouvent engorgées ; leurs tuniques acquièrent une dilatation considérable, et forment des tumeurs bleuâtres sous la peau des membres inférieurs, appelées varices, ou, à la marge de l'anus, hémorroïdes. *Puls.* 50ᵉ, répétée tous les huit jours le matin, m'a presque toujours réussi pour dissiper les douleurs vives des hémorroïdes chez les femmes enceintes ; lorsqu'il y a constipation, ou qu'il y a eu abus d'aliments échauffants ou de café, on donnera la préférence à *nux vom.*; *puls.* est aussi utile dans les varices, qui exigent quelquefois *sulf.* 30ᵉ, ou *silicea*, ou *lycopod.*, à la même dose, dans quinze cuillerées à bouche d'eau, une tous les matins ; le pôle sud de l'*aimant*, appliqué pendant cinq minutes, m'a été d'une grande efficacité. Lorsqu'une femme est atteinte de varices douloureuses, elle doit éviter la compression de tous liens, tels que jarretières, ceintures, etc., et éviter de se tenir longtemps debout.

Gerçures de la peau du ventre. — La distension énorme que le volume de l'utérus, vers le septième mois de la grossesse, produit aux téguments, cause des espèces de déchirures du tissu de la peau dans lesquelles il s'épanche quelques parcelles de sang, ce qui donne lieu à des petites marques bleuâtres linéaires, comme des espèces de mouchetures, sur toute la surface du ventre et la partie antérieure des cuisses, qui restent toute la vie. Le meilleur moyen de prévenir ces vergetures est de ne pas serrer le ventre pendant les premiers mois de la grossesse, parce qu'alors l'action extensive de l'utérus sur les parois de l'abdomen se faisant lentement et peu à peu, leur tissu s'allonge successivement sans que les fibres éprouvent de déchirures. On conseille aussi, mais sans utilité, des onctions avec l'huile d'amandes douces. Nous pensons que des frictions très-légères avec la teinture d'*arnica*, allongée d'huile d'amandes douces tous les huit jours, dès le cinquième mois, est le meilleur moyen pour prévenir et faire dissiper ces cicatrices.

Toux. — Pendant la grossesse, la femme peut être sujette aux rhumes comme à l'ordinaire, qui n'exigent pas de soins différents de ceux des autres rhumes ; mais quelquefois elle est atteinte d'une toux sèche, fatigante et nerveuse, qui dure jusqu'à l'accouchement si elle n'est pas guérie par les spécifiques convenables : cette toux est l'effet d'un afflux de sang vers la poitrine, produit par la compression des gros vaisseaux de l'abdomen, par le volume de l'utérus ; et les saignées conseillées par les allopathes sont bien loin de pouvoir les détruire. *Aconit.* 30ᵉ répété plusieurs fois, tous les deux jours, suivi de *nux. vom.*, m'a souvent réussi à guérir cette toux si rebelle. Si les accès ont lieu surtout le soir ou la nuit, *bellad.* sera préférée à *nux* ; si la toux est suivie d'efforts de vomissements, et de vomissement de glaires, on donnera *ipecac.* 6ᵉ répété toutes les trois à quatre heures , si elle résiste, et si elle persiste avec un chatouillement dans le cou et la poitrine, on donne *conium* le soir, ou bien mieux encore *sepia*, qui a une si grande appropriation pour les femmes grosses. Ce médicament conviendra aussi si la toux est accompagnée d'expectoration : dans ce dernier cas *sepia* pourra être alternée avec *pulsatilla.*

Avortement. — Nous comprenons sous le titre d'avortement l'expulsion du produit de la conception avant la maturité, c'est-à-dire avant l'époque de neuf mois, fixée pour l'accouchement. La division admise par quelques accoucheurs du *flux*, en *avortement* proprement dit et en *accouchement prématuré*, ne peut pas avoir d'importance au point de vue de ce travail, puisque, dans ces divers cas, le médecin doit se proposer le même but clinique : prévenir ou empêcher l'expulsion prématurée du produit de la conception. Quoique, dans l'accouchement prématuré simple, les conséquences ne soient pas toujours si fâcheuses, les moyens conseillés par l'art sont à peu près les mêmes dans ces différentes espèces.

L'avortement est l'accident le plus grave que puisse éprouver une femme enceinte, puisque non seulement il la prive du produit de sa grossesse, mais qu'il met encore sa vie en danger. Ses causes sont *prédisposantes et occasionnelles*. Les causes prédisposantes consistent dans un vice de conformation des organes de la femme, lequel s'oppose au développement suffisant du volume de l'utérus exigé pour l'accroissement définitif du fœtus ; ou un vice constitutionnel psorique, syphilitique ou sycosique, auxquels il faut rapporter toutes les autres dispositions de la femme que les accoucheurs ont énumérées parmi les causes prédisposantes de l'avortement, telles que la rigidité des fibres du corps de l'utérus, le relâchement de celles du col, des tumeurs dans les parois de ce viscère : polypes, kystes, etc.; l'insuffisance ou l'excès de la menstruation, la leucorrhée, la contractilité ou la sensibilité trop grande de l'utérus, son atonie innée ou produite, une métrite chronique, l'hydropisie de l'utérus, un tempérament sanguin ou pléthorique, une disposition aux hémorragies, etc., etc.; toutes causes dépendantes d'une altération de la force vitale produite par la présence de l'un ou de plusieurs de ces vices dans l'organisme; ou bien par des fautes habituelles contre les lois de l'hygiène, telles que les veilles prolongées, les excès en tous genres, les vêtements étroits, surtout ceux qui portent sur le ventre, le serrent et compriment l'utérus et son contenu, etc. Les causes prédisposantes, inhérentes au fœtus même ou à ses annexes, telles que sa faiblesse, sa conformation monstrueuse, la faible adhérence du placenta à l'utérus, son adhérence sur le col de l'utérus, la petitesse du cordon, les hydatides, etc., doivent toutes être rapportées aux vices constitutionnels cités plus haut.

Les causes occasionnelles de l'avortement sont toutes celles qui peuvent exciter des contractions anormales de l'utérus, et procurer par là l'expulsion du produit, ou celles qui appellent une congestion de sang vers l'utérus, ou une altération de la force vitale qui ne lui permet plus d'accomplir ses fonctions. Alors, le fruit tombe avant d'être mûr ; ou bien elles agissent sur le fœtus et ses enveloppes, en déterminant la mort du premier, ou la rupture de ces dernières, de manière que le fœtus, devenu comme un corps étranger, est expulsé hors du corps de la mère par les forces conservatrices de la nature.

Énumérer toutes les causes occasionnelles de l'avortement, ce serait citer, pour ainsi dire, toutes les fonctions de la femme et tous les agents hygiéniques auxquels elle est soumise; ainsi, les maladies aiguës, surtout celles qui se portent sur l'utérus et les autres viscères abdominaux ; la métrite, la péritonite, la diarrhée, le ténesme ; les actions mécaniques, telles que les chutes, les voyages en voiture, les fatigues, le coït; les agents psychiques : la colère, les chagrins et autres émotions violentes ; les médicaments qui ont une action spéciale sur l'utérus, et qui sont connus sous le nom d'emménagogues et abortifs, etc., etc., etc. Les causes qui agissent sur le fœtus et ses annexes sont en grande partie aussi celles que nous venons d'énumérer agissant sur l'utérus et amenant, par là, la mort du fœtus ; ou bien les manœuvres criminelles pratiquées dans le but de produire l'avortement, soit en tuant l'enfant, soit en procurant l'évacuation des eaux de l'amnios; ainsi, les saignées, les purgatifs, les emménagogues, les affections morales violentes, les chutes, les coups sur le ventre, les affections dyscrasiques, chroniques, et les maladies aiguës de la mère, peuvent aussi bien produire la mort du fœtus, par conséquent entraîner l'avortement.

Le diagnostic de l'avortement est exposé en détail dans tous les traités d'accouchement.

Le pronostic porté par le médecin homœopathe ne doit pas être le même que celui des professeurs d'accouchement : il se base sur la nature des causes qui le déterminent et sur les moyens plus efficaces qu'il possède pour les prévenir et remédier à ses suites, lorsqu'on ne peut pas l'empêcher.

Les prodromes d'avortement produits par une cause dyscrasique interne sont plus difficiles à arrêter et à prévenir; ainsi le développement ultérieur de la fausse couche, de même que ceux produits par un vice organique, ou une dégénérescence des tissus de l'utérus ; ceux produits par des fautes

d'hygiène, seront jugés d'après la plus ou moins grande facilité de les éloigner ; la nature et la gravité des causes acci-
dentelles influera beaucoup aussi sur la nature du pronostic ;
toutefois, comme l'homœpathie possède des moyens très-
puissants, et souvent certains, pour combattre quelques-unes
de ces causes, ou du moins leurs effets, le médecin ne doit
prononcer la certitude de l'avortement que lorsque le fœtus
sera déjà en partie sorti de la cavité de l'utérus : ni l'hémorragie foudroyante, ni la sortie des eaux de l'amnios, ni les
convulsions de la mère ne doivent faire perdre l'espérance de
mener la grossesse à terme. La mort du fœtus ne pouvant pas
être reconnue par des signes certains, les symptômes douteux
de ce fatal accident même ne doivent pas ôter à l'accoucheur
l'espoir d'un heureux résultat. L'insertion du placenta sur
l'orifice de l'utérus, qui a été considérée par les accoucheurs
comme conduisant fatalement, par les pertes de sang, à l'avortement ou à la mort de la mère, n'est pas au-dessus des ressources de l'homœpathie ; les annales de la science offrent des
exemples de guérison de prodromes d'avortement produits
par cette cause. Le docteur Bethmann, ayant eu un cas de cette
complication à traiter, arrêta l'hémorragie avec *sabina* répétée à plusieurs reprises, et la grossesse eut son cours régulier.

Le pronostic de l'avortement lui-même et de ses suites doit
être aussi beaucoup moins grave aux yeux du médecin homœopathe, puisqu'il possède des moyens si puissants pour
agir sur l'utérus et ses dépendances, soit en facilitant une
répulsion du produit de la conception devenue inévitable,
soit en remédiant à l'hémorragie, aux convulsions si souvent
fatales dans les mains de l'école, ou aux accidents inflamma-
toires et autres qui peuvent suivre la fausse couche. En général, toutefois, l'avortement, produit par une cause subite, est
plus grave, plus douloureux que celui produit par une cause
qui a agi longtemps sur l'organisme de la femme avant l'avortement, parce que le col de l'utérus, dans ce dernier cas, se
ramollit et se dilate plus facilement pour donner passage au fœtus. Cependant, même dans un cas semblable, l'homœopathie

peut encore éviter beaucoup de douleurs et de dangers à la femme.

Les soins qu'exige l'avortement doivent avoir pour but principal de le prévenir, et, dans le cas où on ne pourrait pas l'éviter, de rendre cette terminaison moins dangereuse et moins douloureuse pour la mère, et, enfin, de remédier et de prévenir les accidents qui accompagnent et suivent quelquefois cette maladie.

Pour remplir convenablement la première partie du traitement de l'avortement, il faut d'abord éloigner les causes prédisposantes ou occasionnelles autant qu'il sera au pouvoir du médecin ; il faudra s'assurer si elles dépendent des fautes d'hygiène, soit dans l'habillement, soit dans l'habitation, dans la profession, dans des causes morales nuisibles qu'on s'empressera d'éloigner ; ensuite, par les médicaments convenables que nous indiquerons plus bas, remédier aux effets dynamiques de ces causes ; ensuite, on s'enquerra de l'état sanitaire de la malade antérieurement à la grossesse, et, pendant cette période, des maladies antécédentes ; s'il y a déjà eu d'autres grossesses, ou d'autres avortements, et sous quelles circonstances ; et, surtout, l'état habituel de la menstruation. De ces différents renseignements il déduira la nature de la constitution de la malade et les causes dynamiques prédisposantes et occasionnelles de la maladie.

Si, d'après des avortements antérieurs, un état pléthorique habituel, ou une trop grande faiblesse, une leuccorrhée abondante, une douleur habituelle dans la région utérine, etc., le médecin reconnaît une prédisposition à l'avortement, il devra, sans perdre de temps, combattre cette disposition par un régime convenable et les médicaments indiqués par l'état de la femme.

Si elle est pléthorique, replète, sujette à une menstruation très-abondante et hâtive, sujette à la leucorrhée, endolorissement des mamelles, coliques, maux de reins, migraine, congestion de sang à la tête ou à la poitrine, vertiges, on a recours à *calcarea*, 30°, deux globules dans un verre d'eau, une cuillerée à café tous les jours, le matin, pendant une semaine, qu'on alternera, huit jours après, avec une même dose de *bellad.* de la même manière, pour revenir ensuite à *calcarea.*

Le docteur Lux rapporte, dans sa *zoosia-is*, plusieurs cas de succès avec *camphoræ spirit.*, dans de l'eau, sur plusieurs vaches qui avaient déjà avorté plusieurs fois, et qui ont vêlé à terme, quoique pendant la même année, dans le même village, beaucoup de vaches aient avorté.

Chez les femmes sujettes à l'avortement, le médicament le plus généralement usité, et qui a eu le plus de succès comme préservatif des prodromes de l'avortement, est la *sabina.* On en fait prendre une dose pendant quelques jours, chaque fois, avant l'époque des règles, jusqu'à ce que celle des avortements antécédents soit passée.

Lorsque la femme grosse a une leucorrhée abondante, qu'elle est triste, mélancolique, faible, molle, transpiration facile, coliques fréquentes, *sepia* devra être donnée, comme nous l'avons dit pour *calcarea*, qu'on alterne avec *pulsatilla.* — *Sulfur*, si la femme a été ou est sujette à des éruptions boutonneuse, avec des démangeaisons, disposition à la constipation, aux hémorroïdes ; on l'administre de la même manière que le précédent : on pourra l'alterner avec *nux vom.*, surtout si la femme éprouve, dès le commencement de la grossesse, une douleur pressive de l'utérus et de fréquentes envies d'uriner.

Par cette médication, secondée par un régime convenable, on préviendra beaucoup plus efficacement la fausse couche qu'avec les saignées petites ou larges et répétées, les bains, etc., conseillés, dans ces cas, par l'école régnante ; mais le régime convenable ne sera pas non plus celui conseillé par elle, l'immobilité dans la chaise longue, etc. La femme devra faire tous jours un exercice modéré au grand air, à pied, en évitant la fatigue ; elle s'abstiendra cependant de la voiture et du chemin de fer, si nuisible par ses ébranlements latéraux imprimés au bassin et au ventre, et elle prendra beaucoup de précautions pour monter et pour descendre les escaliers. L'immobilité absolue, en affaiblissant la constitution, ajoute une nouvelle cause à la prédisposition à l'accident que l'on craint. La femme devra

faire usage d'une nourriture substantielle, en évitant de trop
en prendre à la fois ; elle fera bien de la diviser en plusieurs
petits repas, réglés d'après les principes posés par Halnemann ;
l'abstinence du café est ici d'une nécessité rigoureuse et absolue, ainsi que celle du coït.

Lorsque, chez une femme enceinte, il se manifestera, par
une des causes énumérées ci-dessus, des symptômes d'avortement, tels que douleurs de ventre qui se portent vers le bas,
ou de véritables douleurs d'enfantement se succédant avec
une certaine régularité, accompagnées de marques de sang par
les parties, etc., la femme devra garder l'immobilité la plus
absolue, étendue dans son lit, et s'abstenir des aliments et des
boissons chaudes, éviter, en un mot, tout ce qui peut exciter
les mouvements des viscères abdominaux ; ensuite on cher-
chera, par le médicament convenable, à neutraliser les effets de
la cause occasionnelle du désordre : ainsi, si les accidents ont
été produits par un coup sur le ventre, une chute, un effort
ou une autre cause mécanique quelconque qui aurait produit
une commotion à l'utérus, le meilleur moyen sera *arnica* 12ᵉ,
dans un verre d'eau, une cuillerée à café toutes les deux
heures. Ce moyen devra être administré le plus tôt possible,
dès qu'une femme aura reçu une des lésions mécaniques préci-
tées (pour en prévenir les effets). Si l'accident avait été occa-
sionné par un effort en soulevant un poids lourd, un tour de
reins ou un faux pas, il faudra donner *rhus* ou bien *cinnamo-
mum*, si l'hémorragie est violente. Si l'accident a été produit
par une émotion morale, on s'empressera d'administrer le
médicament convenable, pour en combattre les effets, de la
manière indiquée ci-dessus. (V. Affections morales.)

Lorsque, malgré les médicaments dirigés contre la cause occasionnelle, le mouvement expulsif du produit de la conception continue, il faudra administrer un spécifique adapté aux
symptômes présents.

S'il y a eu une hémorragie foudroyante, continue, de sang
rouge avec des coliques autour du nombril, pression violente
sur l'utérus et le rectum, frissonnements, grande faiblesse,
pâleur du visage et nausées, on administrera *ipecacuanha*.

Si le sang était moins rouge, un peu foncé, en gros grumeaux, avec des douleurs semblables à celles de l'accouchement dans les reins et le ventre, on devrait recourir à *sabina*. Lorsque l'hémorragie s'arrête pour quelques instants, pour revenir ensuite avec une grande violence, avec des douleurs expulsives et un sang foncé mêlé de caillots, on aura recours à *pulsatilla*. *Belladona*, par l'action très-spéciale qu'elle exerce sur l'utérus, est un médicament précieux dans la fausse couche. Elle est surtout indiquée lorsqu'il y a des douleurs violentes de ventre tensives et compressives, avec sensation de resserrement dans cette région, et une espèce de pression vers le bas du ventre et les parties génitales, comme si tout allait tomber par en bas ; des douleurs de reins violentes comme si l'os sacrum était broyé ou allait éclater.

Si les douleurs étaient assez violentes pour arracher des cris, comme des tranchées dans le ventre partant du sacrum vers les deux côtés, et en bas comme pour uriner ou aller à la selle, venant par accès comme pour accoucher, suivies de la sortie d'un sang foncé ou noir et fétide avec des caillots, faiblesse, obscurcissement de la vue, tintements d'oreilles ou défaillance, on donnera *chamomilla*.

Lorsque les douleurs d'enfantement sont accompagnées de mouvements convulsifs et roideur des membres, agitation, augmentation de la vivacité, ou engourdissement des membres et obtusité des sens, obscurcissement de la vue, délire, etc., *hyosciamus* sera un excellent remède. Dans les cas de convulsion, *ipecacuanha* sera aussi très-utile et devra être préféré si le malade ne perd pas entièrement connaissance, si il y a des tranchées autour du nombril, etc.

Dans les cas de fausse couche imminente, il ne faudra pas oublier *secale cornutum*, lorsque la femme est très-faible et d'une constitution cachectique, ayant le visage blême, terreux, le pouls très-petit et presque effacé, et la crainte de la mort, avec perte abondante de sang noir et liquide, et disposition aux mouvements convulsifs.

Nux vomica m'a réussi très-bien une fois sur une femme habituellement constipée et dont les règles duraient habituel-

lement huit jours et avec abondance. A la fin du sixième mois
de la deuxième grossesse (la première grossesse s'était passée
sans accident) elle fut atteinte subitement de frissonnements, le
matin, avec une douleur crampoïde à la région de l'utérus, suivie bientôt de douleurs de reins se portant vers le ventre, en
bas vers les parties génitales, suivies de la sortie de quelques
gouttes de sang par le vagin. Ces phénomènes duraient depuis
une heure, en s'aggravant. Lorsque j'arrivai près de la malade,
je trouvai que le fond de l'utérus se relevait et se durcissait
sous la main à chaque douleur ; quoique la perte de sang
n'eût pas été considérable, la malade était très-pâle, faible et
menacée de défaillance ; il y avait cinq jours qu'elle n'avait
été à la selle ; pendant la nuit précédente, elle avait fait quelques excès sexuels avec son mari, excès auxquels elle est habituellement très-portée. Je fis dissoudre deux globules de
nux vom. 30ᵉ dans un verre d'eau, et j'en administrai de suite
une petite cuillerée. Au bout de quelques minutes, la violence
des crises avait beaucoup diminué, et, une demi-heure après,
elles avaient entièrement cessé avec la menace de l'avortement.

Pour les autres médicaments qui pourraient être indiqués,
voyez l'article *Métrorrhagie.*

(Les médicaments, dans le cas de fausse couche mena-
çante, doivent être donnés aux doses les plus faibles possible, soit étendues dans une grande quantité d'eau et par
très-petites portions, ou peut-être même mieux encore par la
simple aspiration.)

Outre le repos le plus absolu que doivent garder ces malades, elles doivent, en outre, éviter toute agitation d'esprit, de
beaucoup parler, les boissons chaudes, et surtout le café et le
thé ; une diète sera observée et rigoureuse, dont on se re-
lâchera à mesure que les menaces d'avortement s'éloigneront.
Lorsque tous les symptômes auront cessé, il sera prudent
que la femme conserve encore la position horizontale et le
repos pendant une huitaine de jours. Si elle avait été très-affaiblie par une grande perte de sang, on lui administrerait
china 30ᵉ dans une cuillerée d'eau.

Lorsque l'on n'aura pas pu prévenir l'avortement, et que par le toucher on aura reçu la conviction que le travail d'expulsion du produit de la conception est déjà avancé à ne plus laisser d'espoir de pouvoir l'arrêter, l'homœopathie peut encore rendre de très-grands services pour faciliter l'expulsion complète, et de la manière la moins dangereuse ; mais, pour ne pas nous répéter inutilement, nous renvoyons ces instructions à l'article *accouchement*. Les soins à donner à la femme, dans ces deux circonstances, étant à peu près les mêmes ; seulement nous préviendrons que dans un avortement, pendant les premiers six mois de grossesse, il faut bien se garder de toute manœuvre de traction ou autre pour accélérer la terminaison de la fausse couche, riches que nous sommes de moyens dynamiques dont Hahnemann a gratifié l'humanité pour ces circonstances si critiques, moyens adaptés spécifiquement à toutes les causes qui pourraient gêner la nature dans l'accomplissement de cette fonction.

Nous ferons seulement observer que les douleurs expulsives dans une fausse couche, surtout lorsqu'elle a lieu pendant les quatre premiers mois de la grossesse, sont beaucoup plus pénibles que dans un accouchement à terme, et quelquefois si violentes et si intolérables, qu'elles déterminent des mouvements convulsifs, principalement lorsque l'accident est l'effet d'une cause occasionnelle récente et subite ; dans ces cas, *coffea* m'a toujours été d'un grand secours ; on en mettra quelques globules de la 6ᵉ atténuation dans une tasse d'eau et on en administrera une cuillerée à café toutes les dix minutes, jusqu'à ce que le calme soit revenu et les douleurs plus supportables.

Un autre avis important, suggéré aussi par l'expérience, c'est de ne jamais séparer l'embryon ou le fœtus, lorsqu'il sortira le premier, sans être suivi du délivre ; la légère traction produite par le corps du fœtus sur le cordon facilitera l'expulsion du délivre resté encore dans l'utérus.

Après la délivrance, le repos et le calme sont encore nécessaires pendant un nombre de jours plus ou moins grand, selon le plus ou moins de gravité des accidents qui auront accompagné la fausse couche, et le terme plus ou moins avancé de la grossesse ; et on remédiera aux souffrances qui pourraient atteindre la femme selon les prescriptions que l'on trouvera à l'article du traitement des suites de couches. Cependant, comme dans la fausse couche l'utérus souffre toujours davantage dans son tissu, surtout si elle a eu lieu promptement, à la suite d'une cause subite, il est toujours **convenable** de donner une dose d'*arnica* aussitôt après la sortie du placenta.

Comme il se fait rarement un afflux laiteux dans les seins, ou qu'il est très-faible dans les avortements survenus dans les premiers mois de la grossesse, il y a aussi très-rarement ou très-peu de fièvre de lait dans ces circonstances. Le médecin ne saurait donc trop surveiller les mouvements fébriles qui pourraient survenir, car ils sont le plus ordinairement un effet d'une métrite commençante, qui exigera le traitement indiqué plus loin aux suites de couches.

Oppression. — Dans les derniers mois de la grossesse, la pression du fond de l'utérus sur les parties contenues sous le diaphragme gêne considérablement l'action de l'estomac ; les digestions se font difficilement ; aussitôt après le repas, la femme est incommodée par le sang à la tête, le visage devient rouge avec de l'anxiété et de l'étouffement. *Nux vom.* 30ᵉ est le médicament le plus approprié à ces souffrances, et il est rare qu'il ne soit pas suivi d'un soulagement prompt et durable.

Si l'oppression est permanente, avec visage rouge habituel, tête lourde, vertiges, anxiété, battements de cœur, cauchemar la nuit, on donnera *aconit* 24ᵉ dans un verre d'eau, une cuillerée à bouche toutes les quatre heures, et on diminuera un peu la nourriture ; ces moyens suffiront, avec l'exercice au grand air, pour dissiper cette indisposition.

Si l'oppression était accompagnée de pâleur, ou de bouffissure du visage, ou de sa couleur un peu bleuâtre, sifflement dans la poitrine, faiblesse générale, impossibilité de rester couchée, œdème des extrémités inférieures, régurgitation des aliments ou d'eau, etc., on aura recours à *arsen. cum* 30ᵉ, dans l'eau, une cuillerée à café toutes les trois heures ;

ce médicament, dans quelques cas, pourra être alterné avec *ipecacuanha,* surtout s'il y a absence de soif. Si la malade éprouve, en respirant, des douleurs dans la poitrine, à faire présumer quelque point inflammatoire dans le poumon, on fera prendre *phosphor.* de la manière indiquée pour *arsenic.*

Gonflement des extrémités inférieures. — Vers le sixième ou septième mois de la grossesse, la femme éprouve souvent un gonflement des pieds et des jambes ; cette incommodité affecte surtout les femmes qui ne font pas assez d'exercice, et il suffit ordinairement de corriger cette faute hygiénique par une marche suffisante pour la faire disparaître. Lorsque le gonflement s'étend aux cuisses, de manière à rendre la marche difficile, s'il n'y a pas d'autres complications, *bryonia* 50ᵉ dans l'eau, une cuillerée à bouche tous les soirs, m'a presque toujours suffi pour le dissiper. Si, au bout d'une huitaine, le mieux n'était pas bien sensible, on donnerait *sulfur* de la même manière. Si la femme avait été sujette à des éruptions, des boutons, ou autres maladies de la peau qui auraient disparu pendant la gestation, on commencerait le traitement par ce dernier médicament.

Hydromètre. — Cette maladie, qui peut affecter la femme aux différentes époques de la vie, l'atteint plus particulièrement pendant l'état de grossesse : nous nous occuperons seulement de celle-ci comme entrant seule dans le cadre que nous nous sommes tracé.

Les auteurs ont admis deux espèces d'hydromètres pendant la grossesse : dans l'une, la collection de la sérosité se fait entre les membranes de l'œuf et l'utérus, et, dans l'autre, les sérosités s'accumulent dans la cavité de l'amnios même. Les causes de cette maladie sont communes à toutes les hydropisies : un tempérament lymphatique, les saignées, un trop grand nombre de couches, de fortes fatigues, la vie sédentaire, les privations, l'habitation de lieux humides, et les affections morales, surtout la misère, en sont les plus ordinaires. Des autopsies ont constaté l'injection vasculaire, ou la rougeur inflammatoire des membranes de l'œuf dans les hydromètres de la seconde espèce, ce qui a fait considérer cette maladie comme le produit d'une inflammation de l'œuf même.

Le diagnostic de l'hydromètre est difficile à faire, et même impossible dans son commencement. Après les premiers signes de grossesse, on voit le ventre prendre un développement disproportionné à l'époque de la grossesse, les jambes s'œdématient ainsi que les cuisses, le visage et les mains ; en secouant le ventre, on sent un ballottement d'un corps, soit par les parois de l'abdomen, soit par le vagin, qui ne peut être que le fœtus ; la femme éprouve une grande faiblesse, et toutes les incommodités qui accompagnent un trop grand volume du ventre ; difficulté de digérer, surtout une grande oppression qui l'oblige à passer les nuits sur un siége, etc. Il est impossible de déterminer d'avance le siége de l'épanchement s'il a lieu en dehors ou en dedans de l'amnios.

Le pronostic n'est pas fâcheux pour la mère, mais souvent cette maladie est funeste pour la vie de l'enfant ; surtout lorsque l'hydropisie se développe plusieurs mois avant le terme de la grossesse, ou la masse de liquide tue le fœtus, ou la distension excessive de l'utérus détermine des contractions de ses fibres, et provoque l'expulsion de son contenu avant le terme ; ou, même lorsque l'accouchement a lieu à terme, l'enfant est toujours pâle est très-faible.

Le traitement de l'hydromètre se ressent de la difficulté de son diagnostic, surtout au commencement. L'ancienne médecine qui attribue presque toutes les maladies des femmes enceintes à la pléthore, conseille les saignées, sans que les insuccès l'éclairent sur leur inefficacité et leur danger. L'homœopathie nous offre des moyens plus efficaces. Après avoir remédié aux vices hygiéniques remédiables, on examinera attentivement les antécédents de la malade, et les symptômes autres que le gonflement du ventre, et on choisira le médicament qui s'y adaptera le mieux. Dans les commencements, si la maladie a été produite par des chagrins, on administrera *ignatia ;* si elle est l'effet de la misère et du défaut de nourriture, on administrera *china ;* si le gonflement du ventre est accompagné d'envies fréquentes d'uriner, constipation, difficulté de digérer, vomissement des aliments, on donnera *nux vomica ;* si, avec ces symptômes, il y a un relâchement de ventre, on donnera *pulsatilla ;* et *sulfur* si aucun de ces médicaments ne produit l'effet désiré; *aconit* sera alterné avec succès avec les médicaments que nous venons d'indiquer au commencement de la maladie. Lorsque l'hydromètre, plus avancé, était accompagné d'œdème, d'étouffement à ne pouvoir rester au lit, *arsenic* m'a rendu de grands services. Sous son influence, chez une femme à son sixième mois de grossesse, que le volume énorme du ventre forçait à passer les nuits sur un siége, avec œdème des extrémités, et avec les urines très-insuffisantes et épaisses, etc., ces symptômes diminuèrent peu à peu, la respiration devint plus facile, de manière à permettre de passer les nuits dans le lit, et l'accouchement eut lieu à terme d'un enfant délicat, mais qui a vécu. Dans cette période de la maladie, *sulfur* est encore indiqué, et pourrait être alterné avec le médicament que nous venons de citer.

Si on pouvait reconnaître l'épanchement en dehors de la cavité de l'œuf, on pourrait facilement en procurer l'évacuation, sans danger pour la mère ni pour l'enfant, en introduisant avec beaucoup de précaution une sonde de gomme élastique entre les membranes et la surface interne de l'utérus ; mais, en l'absence de signes certains de cette nature d'épanchement, il ne peut pas être question d'opération chirurgicale dans cette hydropisie, parce que l'évacuation de l'eau contenue dans les membranes de l'œuf serait suivie de l'avortement.

Mole. — La mole fibrineuse et la mole hydatidique ne sont pas de notre ressort, étant des maladies qui ont ordinairement lieu hors l'état de grossesse; nous nous occuperons seulement de celle appelée aussi *faux germe,* dénomination qui indique la nature du mal, qui n'est que le produit d'une dégénérescence de l'œuf, soit par la mort précoce de l'embryon, ou par un développement monstrueux du placenta, ou par la désorganisation de l'embryon lui-même.

La mole ne peut être reconnue par aucun signe caractéristique avant son expulsion, par conséquent, le médecin ne peut pas lui appliquer un traitement pour ramener l'organisation de l'œuf à son état normal pendant qu'elle reste encore dans l'utérus, quoiqu'on puisse soupçonner cette dégénérescence. Le médecin ne doit s'occuper que de remédier aux souffrances que la femme pourrait éprouver ; tenter de remédier au vice organique par des médicaments : il serait trop tard, lorsque les inductions font soupçonner sa nature, parce qu'alors la désorganisation est trop absolue, par conséquent irrémédiable. En excitant son expulsion avant que l'utérus en sente le besoin, on s'expose à déterminer des hémorragies ou d'autres accidents, sans même atteindre son but. Il faut donc attendre sa maturité ou que la nature en fasse elle-même l'expulsion, ce qui a lieu avec des douleurs semblables à un accouchement ordinaire. Si cette expulsion se faisait avec trop de lenteur, et était accompagnée d'hémorragie, il faudrait la presser par l'administration de *pulsatilla* ou *secale cornutum*, d'après les règles que nous indiquerons à l'article accouchement. L'expulsion de la mole est ordinairement suivie d'une hémorragie grave ; il est donc prudent de ne pas attendre son entière sortie avant d'administrer le médicament approprié à ces hémorragies pour en prévenir la gravité, et c'est encore aux deux médicaments ci-dessus désignés qu'on devra recourir, surtout à *puls.*, si la femme est vaporeuse, effrayée de sa position et d'un caractère doux ; on donnerait *secale* si elle était trop faible et pâle, avec des dispositions aux crampes ou aux convulsions.

Si, dans la mole, l'homœopathie est très-précieuse, c'est en prévenant sa formation par les médicaments adaptés aux causes occasionnelles ou prédisposantes qui peuvent la déterminer, comme une chute ou une autre lésion mécanique, une affection morale, grande frayeur, colère ou autres, dès les premiers jours de la conception. Pour les médicaments convenables dans ces cas, voyez les articles correspondants à ces différentes causes. Si la femme a une prédisposition fâcheuse de sa force vitale à imprimer de semblables déviations à l'organisme, qu'on pourrait reconnaître par les précédents ; dans ces cas, je crois que *calcarea carb.* et *silicea* alternées tous les

15 ou 15 jours, seraient d'une grande utilité, la première surtout, si la femme était replète et sujette à des règles abondantes.

Rétention d'urine. — Pendant la grossesse, les femmes sont
souvent incommodées par des envies fréquentes d'uriner et
des douleurs en urinant, et la difficulté d'uriner. Ces incommodités, effets inévitables de la pression de l'utérus sur la vessie,
surtout dans les derniers mois de la grossesse, les empêchent
quelquefois de dormir la nuit; elles seront promptement sou-
lagées par *nux vom.*; si cependant la femme était d'un tempérament lymphatique et d'une humeur douce. *pulsatilla*
serait préférable; s'il y avait rétention d'urine complète avec
ténesme vésical continuel et pression à la vessie, on donnera
camph., et, à son insuffisance, les deux médicaments précités;
bien entendu qu'il faudra s'assurer de la cause, et y remédier
si la rétention dépendait d'un obstacle mécanique.

Perte d'urine. — Parfois les femmes enceintes ne peuvent
retenir leurs urines; au moindre mouvement les urines
coulent involontairement, et incommodent par la sensation du
mouillé et par l'irritation qu'elles produisent aux parties génitales et aux cuisses. Cette indisposition, causée par l'état de
grossesse, cède ordinairement à *pulsatilla;* si elle était accompagnée de leucorrhée abondante, elle réclamerait l'administration de *sepia;* si la femme avait une constitution pléthorique avec sang à la tête et rougeur de la face, on donnerait *aconit.*, et, si ce médicament ne suffisait pas, *belladona.*

Ephélides. — Les femmes enceintes ont souvent le visage
parsemé de taches jaunes, comme sales, sans aucune sensation, ni autre incommodité que la difformité du teint. Les
auteurs conseillent pour cette affection *sepia*, surtout si elle
occupe le nez en forme d'une selle appliquée sur cet organe.
Si ce médicament est en rapport avec l'état général de la
femme, ou avec d'autres symptômes particuliers, on l'administrera avec succès très-probablement; pour moi, je me suis,
en général, mieux trouvé de *sulfur* et de *lycopode.*

Convulsions. — Cet accident, si redoutable pendant la grossesse, et presque toujours suivi de la fausse couche lorsqu'il

est livré aux seules ressources de la médecine, des saignées, est assez facilement arrêté, et sans cette suite fâcheuse, par *belladona*, *chamomilla*, *hyosciamus*, *ignatia* et *ipecacuanha*. Pour le choix de ces médicaments, voyez ce que nous disons à l'article *Convulsions des femmes en couche*.

Fausses douleurs. — A différentes époques pendant les derniers mois, surtout à la fin du septième ou une semaine avant le terme, la femme éprouve subitement des douleurs comme pour accoucher. Le toucher seul fera reconnaître que ce ne sont pas de véritables douleurs, car le col de l'utérus reste absolument impassible et mou pendant leur présence. La respiration de *pulsat.* suffit pour débarrasser, en quelques minutes, la femme de ces souffrances et ramener les choses à l'état normal, c'est-à-dire à faire cesser entièrement les douleurs si la femme n'était pas à terme, ou à changer les fausses douleurs qui fatiguent inutilement la femme en un véritable travail d'enfantement, si la grossesse était à terme.

Avant de terminer cet article des soins à donner pendant la grossesse, je crois devoir prévenir que la femme, dans cet état, est extrêmement impressionnable, et que les médicaments homœopathiques, par conséquent, ont une action qui n'est comparable à aucune autre condition de la vie. Par ce motif, il faut être bien réservé dans leur administration et n'en donner jamais que lorsqu'il sera bien nécessaire, et alors ne se servir toujours que des doses les plus faibles. Comme les exemples des fautes commises peuvent servir d'instruction aussi bien, et quelquefois mieux que ceux des succès les plus brillants, je vais rapporter en quelques mots les deux suivants tirés de mes registres.

En 1838, au mois d'avril, une jeune fille de vingt et un ans, grande, forte et très-bien constituée, cheveux et yeux noirs, est venue me consulter ; elle se plaignait de pesanteur de tête, d'étourdissements, surtout en se baissant, et en se relevant après s'être baissée ; son visage était rouge, le pouls était plein et régulier, elle ne présentait pas d'autres symptômes qu'un retard de règles de huit jours, lesquelles étaient toujours abondantes et duraient quatre ou cinq jours : attribuant

cette indisposition à un état pléthorique produit par le retard
de la menstruation et considérant l'ensemble des symptômes,
surtout la constitution de la malade, je pensai qu'une dose
d'*aconit.* aurait mis fin à ce dérangement; malheureusement
j'étais alors sous l'impression des prédications des homœopathes allopathisants que les hautes dilutions n'étaient pas assez
efficaces, je mis deux gouttes d'*aconit.* 5e dans un verre d'eau,
pour être pris par cuillerées à café toutes les trois heures.
Après la dixième cuillerée, il survint une perte utérine très-
considérable, avec l'expulsion d'un œuf contenant un embryon
de quatre à cinq semaines. Le mauvais effet de la médication
n'a pas besoin, ici, de commentaires. Si j'avais soupçonné la
grossesse, j'aurais donné une dose beaucoup plus faible de
ce médicament, et les phénomènes morbides dont était affectée
cette jeune personne auraient été dissipés sans la catastrophe
survenue si inopinément, qui se trouve du reste dans les
symptômes du médicament, si bien étudié par l'immortel
créateur de la matière médicale.

Le second cas se rapporte à une femme mariée, arrivée au
huitième mois de sa grossesse, laquelle était accouchée à sept
mois dans une grossesse précédente, et, par ce motif, était re-
tenue sur une chaise longue et dans l'immobilité par son accoucheur. Elle me consulta pour une constipation et un man
que d'appétit, avec soif, agitation et insomnie la nuit, et
crampes aux mollets. Ces symptômes s'adaptaient bien à *nux
vomica.* Je mis trois à quatre globules de la 30e dynamisation
de ce médicament dans un verre d'eau, pour être pris par
cuillerées à café, une cuillerée tous les soirs en se couchant.
Dès la première nuit, un effet favorable s'était fait sentir, le
sommeil avait été meilleur, et le lendemain les repas furent pris
avec plus de plaisir ; le médicament, malgré cette amélioration,
ayant été continué, deux jours après survinrent de légères
douleurs de reins et quelques petits pincements dans le ventre ;
quelques jours après les eaux percèrent, et l'accouchement eut
lieu, avant le neuvième mois, d'un enfant bien portant, qui
heureusement a vécu. Si le médicament avait été suspendu
après les premiers effets, comme j'en avais prévenu la ma-

lade, il est très-probable que cet accident ne serait pas arrivé; car, au lieu des effets primitifs qui sont propres à *nux vomica*, tels que : « le matin , dans le lit, une espèce d'effort comme « pour pousser dehors des parties génitales ; règles quatre « jours trop tôt avec des crampes dans le ventre, etc., » la noix vomique n'aurait excité que des réactions salutaires, c'est-à-dire le rétablissement des fonctions des organes de la diges-tion ; peut-être même, si on s'était tenu aux moyens hygiéni-ques mis en pratique jusqu'alors, la grossesse eût-elle été conduite à son terme naturel.

Prophylaxie appliquée aux maladies chroniques et hérédi-taires. — Un médecin honorable vient de publier sur ce sujet un mémoire très-intéressant, dans lequel il conseille de faire prendre à la mère, à différentes époques de la grossesse et à de longs intervalles, *sulfur* 50ᵉ et *calcarea carb.* pour purifier le fœtus du vice psorique dont il aurait pu hériter de ses pa-rents. Il cite à l'appui de cette proposition plusieurs observa-tions de mères qui avaient perdu tous leurs enfants en bas âge, ou qui les avaient vus atteints d'affections scrofuleuses graves, jusqu'à ce que la grossesse, soumise à ce traitement préservatif, eût amené des enfants robustes, qui ont eu une croissance ré-gulière et inaccoutumée ; et qui ont été même insensibles et non impressionnables au virus vaccin, et exempts des maladies de l'enfance. Dans une expérience déjà de dix-sept ans de pra-tique homœopathique, j'ai eu bien des fois l'occasion de voir des enfants très-robustes et continuellement bien portants (cependant susceptibles à l'action du vaccin), mis au monde par des parents excessivement malsains, lorsque la mère avait été soumise au traitement homœopathique pour les indisposi-tions qu'elle avait éprouvées pendant la grossesse ; et je crois que cette observation m'est commune avec un grand nombre de confrères. Je ne saurais assez recommander de faire la plus grande attention à la constitution et aux symptômes les plus légers d'une femme grosse dont la santé aurait de mau-vais antécédents, pour administrer les médicaments convena-bles à ces circonstances, parce que de cette manière, outre le soulagement de la mère, on obtient l'amélioration de la cons-

titution de l'enfant qui va naître, et auquel on prépare une
santé robuste. C'est ainsi qu'on parviendra à régénérer l'espèce humaine, comme je l'ai dit dans un autre ouvrage ; mais
donner des médicaments à une femme, sans indication par des
symptômes actuels ou commémoratifs, dans une condition si
impressionnable que la grossesse, ce serait agir contre les
principes de la doctrine *similia similibus*, et on s'exposerait à
provoquer des symptômes primitifs qui pourraient avoir les
suites les plus désastreuses, telles que l'hémorragie utérine
et l'avortement. Ainsi, si le père avait eu des maladies véné-
riennes mal guéries, surtout s'il avait conservé un léger suin-
tement presque imperceptible de l'urètre, on pourra présumer
la mère aussi infectée, et on lui fera prendre une haute dynamisation de mercure soluble ; si l'un ou l'autre des parents
avait eu la gale ou des dartres, dont ils offriraient encore
parfois des signes, on donnerait à la mère *sulfur*, aussi dans
les hautes dynamisations, ou les autres antipsoriques en homœopathicité avec ces symptômes commémoratifs ou actuels.
Voilà les seules circonstances où il est permis d'appliquer sur
la mère un traitement préservatif pour l'enfant qu'elle porte
dans son sein. Je reviendrai sur ce sujet à l'article des soins
à donner au nouveau-né.

SOINS MÉDICAUX A DONNER A LA FEMME PENDANT L'ACCOUCHEMENT.

L'*accouchement* étant une fonction par laquelle le produit de
la conception est expulsé du corps de la mère, il semblerait
que cette expulsion devrait se faire comme les autres fonctions naturelles, sans aide étranger ; c'est aussi ce qui se
passe dans la très-grande majorité des cas ; et s'il y en a un
petit nombre dans lesquels ces secours seraient absolument
nécessaires ou du moins très-utiles, nous les devons en très-
grande partie aux raffinements de la civilisation et à l'éducation physique détestable que nous donnons aux filles ; car, qui
a jamais vu une louve morte à côté de ses nouveau-nés, ou

une aigle morte sur ses œufs? Cette nécessité de secours se montre déjà sur les femelles de nos animaux domestiques ; et chez nos rudes paysannes, ils sont beaucoup moins souvent nécessaires que chez les habitantes des villes; et, chez celles-ci, moins dans la classe moyenne que dans les deux extrémités; les classes riches, par la mollesse de l'éducation et des habitudes de la vie, et chez les classes pauvres, par les excès de fatigue et les privations. Lorsque l'homœopathie sera devenue pour ainsi dire le droit commun, c'est-à-dire la doctrine admise comme règle d'hygiène et de traitement des maladies par l'universalité des médecins et par le public, ces nécessités seront encore bien restreintes ; mais, comme ces heureux temps sont encore loin de nous, et que, en supposant les meilleures conditions, ces nécessités se présenteront toujours quelquefois, il faut que le médecin homœopathe contribue autant que possible à y remédier par ses moyens doux, pour éviter ainsi, en grande partie, les rudes et douloureux secours de la main et des instruments.

Pour que l'expulsion du fœtus du sein de la mère puisse se faire sans accidents, il faut que, le fruit étant arrivé à maturité : 1° l'orifice de l'utérus s'ouvre suffisamment pour livrer passage à son contenu; 2° que les contractions des fibres musculaires du corps de l'utérus, aidées de celles du diaphragme et des muscles de l'abdomen, soient assez fortes pour l'expulser ; 3° que le canal que le fœtus doit franchir ait les dimensions nécessaires pour lui livrer passage; et 4° que le fœtus ait le volume proportionnel à la capacité de ce passage qu'il doit traverser, et présente à ce passage les parties de son corps qui offrent des diamètres en rapport avec lui. Nous allons examiner successivement les secours que l'homœopathie peut offrir dans ces différentes circonstances, laissant de côté expressément tout ce qui a rapport aux secours manuels, pour ne pas grossir ce petit traité des enseignements qu'on trouve dans les traités d'accouchement des professeurs des écoles ordinaires.

L'ouverture de l'orifice de l'utérus s'opère sous l'action des douleurs qu'on appelle préparatoires ; l'accoucheur doit veiller à ce que ces douleurs se suivent régulièrement. Dès qu'il est appelé auprès d'une femme qui sent des douleurs, il doit s'assurer de l'époque de la grossesse, et, si elle n'est pas à terme, se régler d'après les conseils exposés dans l'article précédent ; si les renseignements et le toucher indiquent que la femme est à terme et que les douleurs se suivent régulièrement comme elles sont décrites dans les traités sur la matière, il faudra respecter le travail de la nature, parce que c'est un signe que l'accouchement marche régulièrement. Si les douleurs ne progressaient pas, il faudrait s'assurer par le toucher de leur nature, et si on ne sentait pas pendant la douleur l'orifice de l'utérus se durcir et se resserrer, ce serait un signe que les douleurs sont fausses ; il faudra, par l'aspiration ou par la prise d'une goutte de la dissolution d'un globule de *pulsat.* dans un verre d'eau, faire disparaître ces douleurs, ou les changer en douleurs véritables comme nous l'avons indiqué dans l'article précédent. Alors on verra ou les douleurs cesser complétement pendant un plus ou moins grand nombre de jours, ou bien prendre un caractère plus vif, plus régulier, augmenter et se rapprocher successivement jusqu'à la rupture de la poche des eaux, si la position de l'enfant est régulière.

Lorsque, pendant ces douleurs devenues assez fortes et fréquentes, on ne voit pas se former régulièrement la poche des eaux, on doit présumer quelque irrégularité dans la position de l'enfant, dans ses adhérences avec le cordon ombilical qui est trop court, ou entortillé autour de son cou ; il est nécessaire de s'assurer, par le toucher prudemment exécuté, de la position de l'enfant, autant que possible sans s'exposer à rompre les membranes. Si on reconnaissait une des positions appelées contre nature par les accoucheurs, je crois qu'il serait prudent d'administrer une dose de *pulsatilla* avant la rupture des membranes, et sans laisser marcher plus loin les douleurs. Le docteur Bethmann rapporte, dans la *Gazette générale homœopathique*, une observation qui doit nous encourager à suivre son exemple. Une parturiente l'appelle à son aide, les membranes n'étaient pas encore percées et l'orifice était peu

ouvert, malgré les douleurs vives et fréquentes, et il y re-
connut l'épaule de l'enfant; ne voulant rien précipiter, il
donna une dose de *pulsat.* : quelques minutes après, la femme
éprouva une douleur violente avec une sensation de boule-
versement dans le ventre telle, qu'elle en fut effrayée; ensuite,
après quelque temps de repos, les douleurs reprirent régulièrement, et, ayant touché de nouveau, Bethmann fut très-
agréablement surpris de trouver la tête en bonne position ;
l'accouchement se termina très-naturellement. Je crois avoir
obtenu un résultat semblable par l'emploi du même moyen,
et dans une même circonstance, il y a cinq ans, sur une dame
de la rue Saint-Denis ; mais je ne puis pas l'assurer, parce
que cette observation n'est plus assez présente à ma mémoire.
La conduite que je conseille, dans cette circonstance, est très-
conforme à la raison ; car, alors, l'enfant étant encore entièrement dans la cavité de l'utérus sans être nullement engagé
dans le bassin, et entouré encore de toute la quantité des liquides qui peuvent faciliter ses mouvements, il serait très-
possible que certaines contractions des fibres circulaires de
l'utérus, combinées avec les contractions des fibres longitudi-
nales opérées dans une direction favorable, donnassent une
impulsion suffisante au corps de l'enfant, de manière à lui faire
prendre la position qui lui est naturelle, et à laquelle toutes les
parties, contenantes et contenues, le disposent.

Lorsque les premières douleurs se manifestent, surtout
chez les primipares, la femme est ordinairement atteinte
d'anxiété et d'une certaine frayeur ; elle éprouve une espèce
de tremblement qu'il ne faut pas confondre avec celui qui se
manifeste au moment où les douleurs prennent le caractère
expulsif. Cette terreur et cette angoisse sont ordinairement
dissipées par l'air calme et rassuré de l'accoucheur et des
autres personnes qui entourent la femme; si ces symptômes
persistaient, on donnerait une petite dose d'*aconit.* 50ᵉ, soit par
l'aspiration, soit en mettant un globule dans un verre d'eau,
et en administrant une cuillerée à café.

On a l'habitude de faire promener les femmes pendant cette
période de la couche ; je crois qu'on commet beaucoup d'er-

reurs à ce sujet en en faisant une règle trop générale ; il faut, en cela, consulter les forces de la femme et les circonstances ; car chez quelques-unes la marche, au lieu d'accélérer les douleurs, les arrête complétement.

Si, malgré la continuation des douleurs, le col de l'utérus reste toujours fermé avec un bourrelet dur à ses bords, on fera flairer *bellad.* 30°, ou on l'administrera à l'intérieur, de la manière que je viens de l'indiquer pour l'*aconit*.

Quelquefois l'orifice de l'utérus ne s'ouvre pas, comme devrait le faire croire le cours des douleurs, sans que ses bords offrent une dureté et une épaisseur anormales; alors ce retard dans l'ouverture dépend d'une fausse position de la tête ou de la présentation d'une autre partie du fœtus au détroit supérieur; dans ce cas, c'est une dose de *pulsat.* qu'il faut administrer, en s'assurant avant, autant que possible, de la position, pour être en mesure d'appliquer les secours manuels qui seraient nécessaires aussitôt après la sortie des eaux.

La formation de la poche des eaux est sujette aux mêmes irrégularités, et par les mêmes causes que je viens d'indiquer; elle réclame le même secours du médecin accoucheur.

Malgré les indices qu'il aura pu tirer du toucher à travers les membranes sur la position de l'enfant, l'accoucheur ne devra pas négliger de s'en assurer, dès l'ouverture des membranes, pour juger des secours qu'il pourra être obligé de donner par la suite.

Lorsque les membranes tardent à s'ouvrir malgré l'emploi de la *pulsat.* conseillé ci-dessus, faut-il les ouvrir artificiellement ? Je crois que, lorsque l'ouverture de l'orifice est assez grande, en déchirant convenablement la poche d'eau, on abrége, en général, la durée de l'accouchement.

Relativement aux indications des soins tirées de la position reconnue de l'enfant, nous nous en rapportons, comme nous l'avons dit au commencement de ce travail, aux préceptes tracés par les accoucheurs modernes, en prévenant cependant que, dans toutes les positions de la tête et de l'extrémité inférieure de l'œuf (pieds, genoux et fesses), l'accouchement se fera très-bien par les forces de la nature, aidées

de l'action des médicaments homœopathiques convenables.
Par conséquent, dans ces cas, il faut renoncer à toute opération manuelle ou instrumentale, quoi qu'en disent certains
professeurs d'accouchements.

Nous avons dit que l'expulsion des produits de la conception se faisait par les efforts des fibres musculeuses de l'utérus, des muscles de l'abdomen et du diaphragme de la mère.
Ces efforts se manifestent par des contractions qu'on appelle
douleurs d'enfantement. Pendant cette période, la femme
exige des soins hygiéniques bien dirigés, pour faciliter l'accomplissement de ce grand acte.

Soins hygiéniques. — Lorsqu'une femme à terme éprouve
les premières atteintes de douleurs, elle doit se débarrasser
de tout lieu qui pourrait serrer son corps, surtout le cou; se
tenir dans un appartement bien aéré et pas trop chaud ; éviter de se charger l'estomac avec des aliments indigestes, et
éloigner de son esprit les idées tristes et tout mouvement violent de l'âme. Un léger exercice facilitera le travail de la nature;
mais la femme aura soin, pendant les douleurs, de s'appuyer
et de prendre une position commode qui prévienne les efforts
qu'elle pourrait se donner : lorsque les eaux se seront écoulées, on la placera dans la position où elle devra accoucher;
le lit de sangle arrangé convenablement, avec des matelas
suffisamment élevés pour que le tronc ait une position incli-
née, et la tête relevée, est le meilleur appareil pour accoucher.
Il faudra que l'accoucheur s'abstienne de pratiquer le toucher
plus qu'il ne sera nécessaire pour s'assurer de la position de
l'enfant et déterminer à temps les opérations manuelles récla-
mées par la circonstance. Il faudra éloigner de la femme en
travail toute espèce de substances odorantes, les aromates,
l'eau de fleurs d'orangers, de Cologne, etc. L'eau fraîche pure
et sucrée sera la meilleure boisson pour étancher sa soif et
rafraîchir sa bouche. Si le travail durait trop longtemps, on
administrerait quelques tasses de bouillon de viande ou de
légers potages. Le vin donne des aigreurs et dispose aux vomissements ; la femme en couche devra donc s'en abstenir.

Soins médicaux pendant le travail. — Les causes qui peuvent retarder ou empêcher l'expulsion du produit de la conception dépendantes de l'action répulsive de la mère sont : le ralentissement ou la cessation des douleurs, la défaillance, la congestion cérébrale, les convulsions et l'hémorragie.

Lorsque les douleurs sont trop faibles ou lentes, n'augmentant pas progressivement comme elles le font dans un accouchement régulier; si l'enfant présente une des extrémités de l'axe longitudinal, et si la femme se porte bien d'ailleurs, il faut attendre, s'armer de patience pour en inspirer à la femme; la précipitation, dans ce cas, pourrait entraîner de graves dangers pour la mère. Le docteur Ch., appelé près d'une femme en couche, et voyant à son arrivée une absence complète de douleurs, fit respirer un flacon à la femme, et cinq minutes après elle était accouchée, mais tout le périnée était fendu jusqu'au rectum. Les homœopathes ne doivent jamais perdre cet exemple de vue, pour ne pas chercher à précipiter une fonction que la nature veut qui se fasse lentement, et ne pas donner de médicament lorsqu'il n'est pas nécessaire. Si cependant les eaux étaient écoulées depuis longtemps, et si la femme s'affaiblissait sans que les douleurs devinssent plus fréquentes ou plus fortes, le meilleur moyen que j'ai reconnu pour les exciter et les rendre efficaces, lorsqu'il n'y a pas d'autres indications à remplir, est *pulsat.* Les effets de ce médicament sont prodigieux, soit qu'on le fasse simplement flairer, soit qu'on le donne dans l'eau. Une seule dose suffit : au bout de dix minutes les douleurs se réveillent fortes, expulsives et suivies, augmentant successivement jusqu'à la fin; rien ne peut plus les retenir. Le seigle ergoté est loin d'égaler ce médicament, dans la généralité des cas, dans ces circonstances; cependant, si la femme était très-faible, avec des dispositions aux crampes dans les jambes et aux pieds, et si elle avait déjà eu beaucoup d'autres couches, on administrerait *secale cornutum* 30° dans un verre d'eau, une cuillerée à café toutes les demi-heures, jusqu'à ce que les douleurs se soient développées. On se gardera bien de donner ce remède à la dose des allopathes, qui empoisonnent souvent, par cet héroïque médicament, la mère et l'enfant tout à la fois. Le docteur ..... a donné une demi-once de seigle ergoté à une femme en travail; l'accouchement a eu lieu quelques minutes après, mais avec déchirement complet du périnée. L'enfant est né roide et mort, et la femme, huit à dix jours après sa couche, s'est suicidée en se précipitant par la fenêtre. J'ai vu un autre cas d'une dame, rue Cadet, qui s'est aussi précipitée par la fenêtre huit jours après un accouchement qui avait aussi été excité par une dose allopathique de seigle ergoté. (Symptôme primitif de cette substance.)

Lorsque les douleurs portent, comme on dit, sur les reins seuls, sans résultat pour les progrès de la couche, je me suis aussi toujours bien trouvé de *pulsat.*

Si les douleurs étaient arrêtées par une cause morale, comme une mauvaise nouvelle, une colère, etc., on administrerait de suite le médicament propre à ces causes, comme nous l'avons indiqué dans le paragraphe des affections morales chez les femmes grosses.

Si, après avoir marché régulièrement pendant quelque temps, les douleurs s'arrêtaient subitement, sans cause connue, avec pesanteur de tête, somnolence et assoupissement, engourdissement et tremblement des membres, on donnerait *opium* dans l'eau 6e par cuillerées à bouche toutes les demi-heures jusqu'à la cessation de ces symptômes et le retour des douleurs.

Les douleurs peuvent aussi être inefficaces par la trop grande sensibilité nerveuse de la femme, chez laquelle la violence des souffrances arrête le développement complet des contractions utérines ; dans ces cas, la femme jette des cris, s'agite, et trouve les douleurs insupportables : une dose de *coffea* 6e modérera cette exaltation de sensibilité et ramènera les douleurs à leur cours régulier. Si le soulagement opéré par ce médicament n'était que de courte durée, on le remplacerait par *aconit.*, par aspiration. Si ces douleurs insupportables étaient accompagnées d'un besoin continuel d'aller à la selle ou de ténesme vésical avec mauvaise humeur, impatience, disposition à se fâcher, on devra donner *nux vom.* Si cette violence des douleurs était accompagnée d'anxiété et d'agitation nerveuse avec des secousses dans les membres, inquiétude, crainte, pleurs et désespoir, on fera respirer *chamomilla;* si ces moyens n'avaient pas produit un soulagement sensible au bout d'une heure, on ferait respirer *bell.*

Quelquefois les douleurs sont suspendues par la présence d'une personne ou d'un autre objet antipathique ; il est bien clair que la première chose à faire, dans ce cas, sera d'éloigner l'objet antipathique, qu'on devra tâcher de découvrir, avant de passer à l'administration d'un médicament, si celui-ci était jugé nécessaire.

La *lipothymie* est un accident fâcheux pendant la couche, et parfois très-grave et dangereux, parce qu'elle peut donner lieu à une hémorragie interne inaperçue et causer la mort de l'enfant et de la mère. Lorsque la femme sentira des dispositions à se trouver mal, si c'est l'effet de l'inanition, on lui fera prendre un peu de nourriture : du bouillon, ou une cuillerée de vin vieux ; si la disposition à la défaillance ne dépend pas de cette cause, *nux. vom.* est le médicament le plus souvent utile, et le sera d'autant plus si la femme est faible, sujette à des maux d'estomac; si elle a des nausées, avec pâleur du visage, angoisse, tremblement; *veratrum* sera préférable lorsque la défaillance arrive au moindre mouvement, que la femme éprouve de l'angoisse, de l'abattement, ou quelques dispositions convulsives avec froid général. Si la lipothymie est accompagnée de palpitations de cœur violentes, le sang se portant à la tête, on donnera *aconit.* 50ᵉ dans l'eau, une cuillerée à café toutes les heures : si on s'aperçoit, par les signes propres, que, pendant la lipothymie, il se soit fait une hémorragie interne, il faudra avoir recours aux médicaments indiqués contre la métrorrhagie, lesquels exciteraient les contractions de la matrice pour terminer plus vite l'accouchement, et prévenir le renouvellement de la lipothymie. *Pulsat.* et *secale cornutum* remplissent très-bien ces indications ; ce dernier surtout, si l'hémorragie a déjà été considérable et continue ; dans ce cas, on le donnera dans l'eau, une cuillerée à café toutes les cinq minutes, jusqu'à l'expulsion du contenu de l'utérus. Dans ce cas très-dangereux, l'accoucheur devra se tenir prêt à terminer l'accouchement par les pieds, si les médicaments ne montrent pas bien vite une action décisive.

Congestion cérébrale. — Pendant les douleurs d'enfantement, le visage devient ordinairement rouge, gonflé, les veines du cou, du front et des tempes se gonflent, le cœur et les artères battent avec violence; mais ces troubles ordinairement se dissipent avec la douleur dont elles sont l'effet, et n'exigent ni n'admettent aucune médication, que le soin de dénouer les liens qui peuvent entourer le cou et la poitrine. Mais parfois ces accidents persistent plus ou moins forts, et longtemps après la cessation de la douleur, s'accompagnant de mal de tête comme si celle-ci était trop pleine, ou si elle allait éclater, somnolence, pesanteur de tête et oppression; ces symptômes, si on ne les arrête pas, se terminent parfois en une véritable congestion cérébrale et même en apoplexie. Le médicament qui m'a toujours réussi sans exception dans ce cas, est *aconit.*, bien entendu que je n'ai jamais laissé marcher les accidents jusqu'à la congestion cérébrale réelle et à l'apoplexie. Dès qu'une femme en couche se plaint du mal de tête de la nature de celui que je viens de décrire, avec rougeur du visage hors le temps des douleurs, et même pour la seule rougeur, avec bouffissure du visage, je mets un globule d'*aconit.* dans un verre d'eau, et j'en fais prendre une cuillerée à café toutes les heures ou toutes les deux heures, selon l'effet produit, jusqu'à ce que tout danger de congestion soit dissipé. Je le répète : cette médication m'a toujours réussi; je fais aussi prendre, dans les intervalles du médicament, quelques gorgées d'eau fraîche, et je prescris l'abstinence des aliments. Si on était appelé trop tard, ou si, ayant négligé les premiers symptômes, une congestion cérébrale s'était formée, l'*aconit.* ne serait plus suffisant alors; je crois que, attendu les circonstances, la violence avec laquelle le sang est poussé vers le cerveau pendant les douleurs, *arnica* serait le médicament qui conviendrait dans la plupart des cas, surtout si le pouls était plein et fort, avec des symptômes de paralysie surtout du côté gauche, perte de connaissance, gonflement, selles et urines involontaires, tête étourdie, etc. Après ce médicament vient *bellad.*

lorsqu'il y aura étourdissement, perte de connaissance et de la parole, avec des mouvements convulsifs dans les membres et les muscles de la face, paralysie surtout du côté droit, paralysie de la langue, déglutition difficile ou impossible, pupilles dilatées, visage rouge et bouffi, etc. Dans les cas où, après des vertiges et pesanteur de tête, du côté droit, insomnie ou sommeil fréquent, il se manifeste une roideur convulsive du corps, avec rougeur, bouffissure et chaleur du visage, chaleur de la tête avec sueur, rougeur des yeux avec pupilles dilatées et insensibles, respiration lente et avec râle, mouvements convulsifs et tremblement des membres, écume à la bouche, etc., on administrera *opium*. *Pulsatilla*, par l'action spécifique que nous lui avons reconnue sur les contractions de l'utérus, offre une condition importante par son choix dans les congestions cérébrales de la femme en mal d'enfant, par la facilité qu'elle procurera à ce viscère de se délivrer du contenu, et à éteindre ainsi la cause de ce redoutable accident; surtout lorsque la femme étourdie a perdu connaissance, que le visage est bouffi d'un rouge bleuâtre, qu'il y a perte du mouvement, palpitations de cœur violentes, avec pouls presque éteint et respiration stertoreuse. Dans ces cas, les médicaments sont introduits de force dans la bouche, en écartant les mâchoires avec un levier.

Les conseils que nous donnons pour la congestion cérébrale devront aussi être appliqués à l'apoplexie, qui n'en est qu'un degré plus avancé, que, sur le vivant, il est difficile de distinguer au premier abord par l'analogie de leurs symptômes et l'identité de l'organe affecté.

Convulsions. — C'est encore un accident bien grave et bien effrayant que l'accoucheur homœopathe pourra toujours prévenir avec un peu d'attention et d'intelligence des ressources mises à sa disposition par Hahnemann.

Nous avons dit que les femmes nerveuses ou sans courage ont un tremblement par la peur dès les premières atteintes des douleurs ; mais lorsque les douleurs prennent un caractère expulsif, que la tête commence à s'engager dans le détroit supérieur, un tremblement d'une autre nature se fait sentir même sur les femmes les plus courageuses ; ce trem-

blement est un état nerveux, une espèce de convulsion légère
excitée par la distension du bassin et la violence des contractions utérines ; chez les sujets courageux et bien constitués,
ces spasmes se calment bientôt, et le travail marche et s'ac-
complit sans accidents ultérieurs ; mais chez les femmes nerveuses et pusillanimes, ces dispositions spasmodiques continuent et sont prêtes à recommencer à chaque douleur nouvelle ; elles augmentent d'intensité avec l'augmentation de la
douleur, et si une cause quelconque vient à entraver un moment la marche de l'accouchement, soit par la violence naturelle des dernières douleurs, ou par une congestion sanguine
cérébrale telle que nous l'avons décrite dans le paragraphe précédent, ou par une affection morale, des convulsions violentes
se manifestent avec perte de connaissance et délires et des convulsions suivies bientôt de la mort de la mère et de l'enfant, si
on ne parvient pas promptement à les arrêter. Depuis plus de
quarante ans que je pratique les accouchements, chez des femmes de toutes les conditions et de tous les âges, jusqu'à une enfant qui n'avait pas treize ans accomplis, jamais je n'ai vu des
spasmes arriver à cet état grave, même lorsque je ne possé-
dais pas encore les ressources de l'homœopathie. Les femmes
nerveuses, hystériques, sujettes à ce qu'on appelle attaques
de nerfs, sont très-impressionnables, et l'air sévère et calme
d'un homme robuste leur en impose toujours beaucoup. Lorsque j'étais près d'une femme en couche, tout en conservant
toujours un air calme, j'avais très-souvent les yeux sur son
visage pour examiner ses traits, et lorsque je voyais ses yeux
devenir brillants, la parole devenir leste et brève, j'avais soin,
par quelques phrases concises, de la ramener à la réalité en
lui faisant sentir la nécessité des douleurs et la nullité du danger ; puis je donnais un verre d'eau fraîche sucrée avec un peu
d'eau de fleurs d'orangers ; le calme revenait et le danger des
convulsions était conjuré ; mais, je le répète, il faut que ce
moyen soit mis en usage dès la première apparition des indices de spasme. Dernièrement encore, sur une personne qui
m'est bien chère, ce remède moral seul m'a suffi pour arrêter
un commencement de spasme qui inquiétait déjà les assis-

tants : la parole était brève et saccadée, sur des sujets bizarres et sans cohérence, ses yeux brillants, grincement de dents, etc.; quelques paroles sévères, et en même temps affectueuses, ont ramené à l'instant le calme et la raison. Mais combien ne sommes-nous pas plus puissants actuellement que nous pouvons ajouter à ces moyens moraux les secours de l'*acon.*, de la *cham.*, de *coffea*, de *bellad.*, de *hyosciamus* et de *stramonium*, etc.

Ce que nous avons dit des moyens à employer pour remédier aux douleurs trop vives et insupportables sur des femmes nerveuses se trouve applicable aussi à cet article. Si le visage de la femme reste rouge dans les intervalles des douleurs, si les yeux deviennent brillants et ardents avec mal de tête, impatience, parole brève, etc., le médecin homœopathe, outre les moyens moraux sus-indiqués, aura encore à sa disposition un moyen très-efficace pour arrêter cette disposition aux convulsions, c'est *aconit.*, aspiré avant chaque douleur ou administré dans l'eau, et répété tous les quarts d'heure jusqu'à ce que la tête devienne plus libre. *Coffea, chamom.* et *belladon.* seront préférées dans ces cas de prélude ou de disposition aux convulsions, lorsqu'il se présentera les symptômes indiqués dans le paragraphe précédent, et que je passe ici sous silence pour ne pas répéter ce qui a été dit dans ce paragraphe. Par ces moyens on peut être sûr qu'on préviendra le développement des véritables convulsions.

Si on était appelé près d'une femme qui eût déjà les convulsions, soit parce qu'on n'aurait pas fait un usage intelligent des moyens précités ou que les convulsions se seraient développées subitement par une cause morale, dans ces derniers cas, on administrera, de suite, le médicament adapté à la nature de l'affection morale, comme il a été exposé à l'article *Emotions morales* et dans l'article des soins à donner aux femmes grosses; on donnera surtout *ignatia* si l'affection est de nature triste ou chagrine; *chamom.* si c'est un mouvement de colère, et *opium* si c'est une frayeur. Ces médicaments arrêteront probablement le désordre si dangereux; si cependant, après quelques minutes, il n'y avait pas une amélioration sensible, ou si les convulsions n'avaient pas été déterminées par cette cause, on aurait recours à *hyosciamus, belladona, lachesis, stramonium* ou aux trois médicaments sus-nommés, selon les symptômes que présentera la malade.

Hyosciamus. Si le visage est bleuâtre et bouffi, les yeux hors de la tête, s'il y a des mouvements convulsifs de tout le corps, angoisse excessive, urines involontaires ou somnolence profonde, comateuse avec ronflement, délires, et, dans les intervalles des convulsions, agitation, disposition à rire de tout.

Belladona. Sang à la tête avec vertiges, visage rouge foncé, bouffi et brûlant ou très-pâle, yeux convulsifs ou fixes, pupilles dilatées, émission involontaire des excréments, serrement spasmodique de la poitrine, mouvements convulsifs et secousses dans les extrémités supérieures, sensation de roideur et de picotement dans ces parties, mouvements convulsifs de la bouche, des yeux et du visage ; épistotonos, renouvellement des convulsions au moindre attouchement ou à la moindre contrariété, perte de connaissance ; dans les intervalles des accès, insomnie avec agitation inquiète ou sommeil profond, comateux, avec distorsion du visage, réveil subit avec des cris, angoisse, frayeur et visions effrayantes.

Chamomilla. Grand besoin d'étendre les membres, mouvements convulsifs des membres, des yeux, des paupières et de la laugue, secousses convulsives pendant le sommeil, visage rouge et bouffi, ou rouge d'un côté et pâle de l'autre, peau sèche et brûlante avec soif brûlante, sueur chaude au visage et à la tête, respiration précipitée, anxieuse et avec râle, grande impatience et disposition à se mettre en colère.

Ignatia. Mouvements convulsifs des membres, des yeux, des paupières et du visage, renversement de la tête, visage bouffi, pâle ou très-rouge, ou rougeur d'une joue et pâleur de l'autre, ou alternative de rougeur et pâleur, accès d'étouffement, bâillements fréquents, perte de connaissance.

Lachesis. Convulsions avec des cris, pieds froids, vertiges, céphalalgie, pâleur du visage, palpitations, assoupissement, etc.

Opium. Opistotonos ou mouvements violents des membres,

cris, accès d'étouffement, perte de connaissance, sommeil profond, comateux.

Stramonium. Opistotonos ou mouvements convulsifs des membres, surtout des parties supérieures du corps, rires sardoniques, bégayement ou perte de la parole, visage pâle, hébété ou rouge et bouffi, perte de connaissance et de la sensibilité, parfois des cris, des visions effrayantes, des rires, des gémissements, des chants, tentatives de fuir ; renouvellement des accès par l'attouchement et par la vue d'objets brillants.

Si les convulsions avaient été causées par une violence mécanique, on ferait respirer *arnica*, avant de passer aux autres médicaments indiqués par les symptômes, qu'on donnerait si ce médicament ne suffisait pas pour arrêter les accidents.

Hémorragie. — Pendant l'accouchement, l'hémorragie peut avoir lieu, soit par l'insertion du placenta sur le col de l'utérus, ce qui est le plus ordinaire, soit par une déchirure, ou une autre lésion de la matrice, ou par le décollement d'une portion du placenta causé par un obstacle grave à l'accouchement, par une mauvaise position du fœtus ou un défaut du bassin, ou par une impression morale violente de colère ou de terreur, ou par une lésion mécanique. L'hémorragie, dans ces cas, peut aussi être externe ou interne.

L'hémorragie externe est facile à reconnaître et se caractérise d'elle-même ; mais l'hémorragie interne arrive quelquefois à un point très-grave avant d'être reconnue, si l'accoucheur ne porte pas une attention assidue sur les souffrances de la femme. Elle peut avoir lieu dans l'intérieur des membranes ou entre les membranes et la surface interne de l'utérus : la première est produite par la rupture de la veine ou des artères du cordon ombilical, et devrait plutôt être appelée hémorragie fœtale ; la seconde est produite par le décollement d'une portion du placenta, ou par la déchirure d'une partie de l'utérus, comme l'hémorragie externe ; mais une cause telle que la tête de l'enfant, ou un caillot adhérent à l'orifice de l'utérus empêche le sang de couler au dehors, et le fait s'accumuler dans l'utérus.

Parmi les causes nombreuses du décollement du placenta

(chutes, contusions, congestions sanguines de l'utérus), la plu ; ordinaire est l'implantation du placenta sur le col de l'utérus; l'hémorragie produite par cette cause est facile à reconnaître : vers le sixième ou septième mois de la grossesse, elle se manifeste sans cause appréciable, peu considérable d'abord, et, s'arrêtant bientôt, soit spontanément, soit par les secours de l'art ; elle revient ensuite, et augmente successivement d'intensité et de durée jusqu'au moment de l'accouchement : elle acquiert parfois, dès la première apparition, une telle intensité, qu'elle menace l'existence de la femme. Pendant l'accouchement, cette cause d'hémorragie se reconnaît surtout par l'abondance de l'écoulement du sang plus grande pendant les contractions utérines, le contraire ayant lieu lorsque l'hémorragie est produite par d'autres causes. Si on pratique le toucher, on trouve les lèvres de l'orifice plus épaisses et plus molles qu'à l'ordinaire, et l'orifice lui-même occupé, en totalité ou en partie, selon que l'implantation du placenta est partielle ou latérale, par un corps mollasse et spongieux très-facile à reconnaître pour la surface utérine du placenta.

Dans l'hémorragie interne, outre les symptômes généraux des hémorragies, sans que le sang s'écoule au dehors, la femme éprouve souvent une sensation de pesanteur et de tension douloureuse à la région de la matrice ; on voit cet organe augmenter sensiblement de volume : si l'écoulement a lieu dans l'intérieur des membranes, l'augmentation de volume se fait d'une manière uniforme ; mais si l'épanchement a lieu hors des membranes et n'occupe qu'une portion de la cavité utérine, le développement de l'utérus a lieu d'une manière inégale, et la surface externe de l'organe est comme partagée en deux hémisphères distincts.

La conduite à tenir dans ces cas par l'accoucheur exige beaucoup de sang-froid et de prudence : comme, dans l'hémorragie pendant l'accouchement, il y a toujours division matérielle de tissus, *arnica* devra être employé dès l'apparition des premiers symptômes : il est surtout indiqué lors de l'implantation du placenta sur le col ; je l'ai employé avec plein succès sur une femme qui a éprouvé les symptômes de cette aberration des lois de la conception dès le cinquième mois ; ce médicament, à la 24ᵉ dynamisation, deux globules dans un verre d'eau, une cuillerée à café tous les quarts d'heure, dès l'apparition de l'hémorragie, qui s'est renouvelée encore trois fois avant la couche, et ensuite plus formidable pendant la couche même, a suffi pour amener la grossesse à terme et procurer une couche heureuse pour la mère et l'enfant.

Si ce moyen ne réussit pas aussi promptement que dans ce cas, l'indication principale et la plus urgente à remplir pour arrêter efficacement et sûrement l'hémorragie d'une manière durable, est de procurer l'évacuation de l'utérus, pour que cet organe puisse revenir sur lui-même, et clore les bouches béantes des vaisseaux qui répandent le sang, après s'être assuré qu'il n'y a pas d'obstacle mécanique à l'accouchement, comme le volume ou la position de l'enfant, ou les dimensions du bassin, qui exigeraient des opérations manuelles. *Pulsat.* est l'ancre de salut qui peut remplir l'indication principale d'accélérer la terminaison de l'accouchement, et celle d'arrêter l'effusion du sang, soit que l'hémorragie soit externe, soit qu'elle ait lieu à l'intérieur de l'utérus. Bien entendu que je suppose que l'accoucheur, intelligent et attentif, aura combattu avant, par les médicaments convenables indiqués plus haut, les symptômes de pléthore et d'afflux immodéré de sang vers la tête et vers l'utérus pendant la grossesse et les premiers temps du travail, moyens qui suffisent ordinairement pour prévenir l'accident qui nous occupe.

Si, après l'administration de *pulsat.* dans l'eau, une cuillerée à café toutes les cinq ou dix minutes, selon la gravité plus ou moins grande de l'hémorragie, des douleurs vives et efficaces ne se manifestaient pas bientôt, et que la vie de la mère fût menacée, il faudrait procéder à la délivrance artificielle par la version de l'enfant ou le forceps. Si l'hémorragie était accompagnée de convulsions ou de délire, on aurait recours à *hyosciamus.* Pour les autres médicaments qui pourraient être employés, selon les circonstances, avant de passer au moyen extrême, si on croyait avoir le temps d'attendre leur action, on en trouvera les indications au paragraphe *hémorragie* de l'article des soins à donner à la femme après l'accouchement.

Les obstacles opposés à l'accouchement par les voies que l'enfant doit parcourir consistent dans les difformités du bassin qui en rétrécissent les diamètres, ou dans des tumeurs osseuses qui produisent le même effet, ou dans des tumeurs développées dans le corps, le col ou l'orifice de l'utérus, ou dans les membranes du vagin, ou à la vulve, en un rétrécissement congénial ou accidentel et morbide du vagin ou de la vulve.

L'accoucheur doit s'assurer le plus tôt possible, pendant la grossesse, mais surtout pendant le travail, s'il ne l'a pas fait avant, de l'état du bassin et des voies que doit parcourir l'enfant, pour juger si l'accouchement pourra avoir lieu naturellement, ou si quelques obstacles exigeront les secours de l'art, soit pour les détruire avant l'époque de l'accouchement ou pendant cet acte, soit pour les vaincre dans le cas où on ne pourrait les détruire, ou se préparer à l'opération césarienne, s'il jugeait ces obstacles invincibles.

La conformation vicieuse ou les tumeurs du bassin laissant deux pouces et demi de diamètre, n'exigent du médecin que l'attention de soutenir les forces expulsives de la femme par les moyens indiqués plus haut, parce que l'accouchement pourra se faire sans opérations manuelles. Chez une femme de trente-six ans, primipare, dont le diamètre sacro-pubien du détroit supérieur n'offrait pas plus de deux pouces et demi, j'ai eu la patience d'assister pendant soixante-douze heures aux efforts naturels d'accouchement. La tête étant dans la première position, à la fin du second jour, elle commença à s'engager dans le détroit supérieur ; à la fin du troisième jour, les douleurs se ralentissaient beaucoup, la femme devenait très-faible, elle était pâle, épuisée, et avait perdu tout espoir ; je mis *secale cornutum* 50ᵉ dans un verre d'eau, et je lui en fis prendre une cuillerée à café à quatre heures du soir : quelques minutes après, elle s'endormit d'un sommeil très-paisible de trois quarts d'heure ; réveillée par une douleur violente, elle poussa avec courage, et, deux heures après, elle mettait au monde un enfant pâle et en état d'asphyxie, mais qui fut rappelé à la vie par les soins convenables ; la couche eut son cours régulier.

- Les rétrécissements du bassin au-dessous de là capacité indiquée rentrent dans le domaine de la chirurgie manuelle, dont nous ne pouvons nous occuper ici, soit qu'on se décide pour l'avortement artificiel, pour sauver la mère, soit qu'on attende la maturité de la grossesse, pour sauver l'enfant et la mère à l'aide de l'opération césarienne.

Les tumeurs des parties molles devront être traitées pendant la grossesse, si on les reconnaît, par les soins appropriés à leur nature ; pendant l'accouchement, on tâchera de les éloigner par les mouvements convenables des passages ; si on ne le pouvait pas, on administrerait les médicaments propres à faciliter les contractions utérines, afin de les aider à vaincre l'obstacle qu'ils peuvent opposer. Si cet obstacle était une hernie vaginale, une dose de noix vomique en produirait probablement la réduction et rendrait tout autre soin superflu. La sortie du cordon ombilical exigera aussi l'emploi de *pulsat.*, si on ne peut pas réussir à le maintenir réduit dans la matrice.

Lorsque l'étroitesse du vagin est congéniale et sans endurcissement ou autre altération organique morbide, les efforts de la nature suffisent ordinairement pour vaincre l'obstacle qu'elle présente à l'accouchement. Madame P...., primipare de vingt-sept ans, arrivée à terme, sa vulve et son vagin avaient beaucoup de peine à admettre un petit tuyau de plume ; elle avait toujours été maladive, parce que ses règles sortaient très-difficilement. Les douleurs durèrent pendant vingt-neuf heures, et elle mit au monde un enfant très-petit mais bien portant. Depuis, les règles ont coulé plus facilement, et la santé de la femme s'est beaucoup améliorée.

Si le rétrécissement du vagin est produit par une tumeur de ses parois ou des tissus environnants, on y remédiera, selon les nécessités de ces maladies, autant que possible avant l'époque de l'accouchement.

Ce que j'ai dit du vagin est aussi applicable aux obstacles offerts par l'étroitesse de la vulve ; celui offert par la présence de la membrane de l'hymen, trop épaisse et résistante, sera dé-

truit ou par des distensions graduelles, ou par une incision
pratiquée avant le terme de la grossesse, pour prévenir le
déchirement de cette membrane pendant le passage de la tête,
qui pourrait entraîner celui du périnée. Dans les inflammations avec gonflement de la vulve et du vagin, je me suis
toujours bien trouvé de mercure soluble aux dynamisations
moyennes, répété toutes les six heures, selon la gravité de
la maladie ; *thuya* est aussi utile dans quelques cas.

Quelquefois, surtout chez les primipares, la vulve, quoique
ayant une conformation normale, semble offrir un obstacle in-
surmontable par les douleurs vives que cause la distension,
qui arrêtent les efforts expulsifs et menacent de produire des
convulsions. Le beurre, et autres corps gras dont on enduit
ces parties dans ce cas, et les efforts avec les doigts introduits
dans la vulve, ne servent absolument qu'à satisfaire les pré-
jugés des assistants ; une dose de *coffea* 6ᵉ dans un verre
d'eau, une cuillerée à café toutes les dix minutes, calmera
ces douleurs et donnera le temps aux tissus de se prêter à la
distension nécessaire au passage de l'enfant. Pour préserver,
dans ces circonstances, le périnée d'une rupture par le passage de la tête, il est prudent de le soutenir avec la main, non
pas appliquée directement sur la peau distendue de cette
partie, mais en tâchant, avec la pulpe des doigts et la face
palmaire du pouce appliquées sur les plis des cuisses, de ramener la peau des parties voisines vers le périnée, pour le
relâcher autant que possible et faciliter sa distension ; une
pression faite sur ces parties, dans ce moment, affaiblit la
résistance de ses fibres et en facilite le déchirement.

Les obstacles offerts par l'enfant à l'accouchement sont très-
peu du ressort de la médecine. Les fausses positions, si elles
n'ont pas été changées par les soins conseillés au commencement de cet article, exigent des opérations manuelles.

Le volume trop considérable de la tête, l'hydrocéphale et
autres difformités, sont aussi dans le même cas, si l'accoucheur ne juge pas que l'aide de l'action dynamique de *pulsat.*
ou de seigle ergoté, administrés d'après les règles prescrites
plus haut, ne puisse mettre la nature en état de les expulser.

La trop grande brièveté du cordon ombilical trouve dans l'homœopathie des secours qui peuvent préserver de la nécessité des opérations manuelles pour terminer l'accouchement et éviter les dangers que cette circonstance peut faire courir à la mère et à l'enfant. Dès que, par les signes rationnels, tels que la lenteur avec laquelle la tête avance pendant la contraction utérine, la rétraction prompte qui a lieu dès que l'effet impulsif est passé, la suspension subite de la contraction à l'instant où elle paraît devoir atteindre son plus haut degré, une sensation de tiraillement que la femme éprouve, pendant la douleur, dans l'estomac, et une anxiété comme si on lui arrachait ces parties, on pourra déduire l'existence de cette cause qui entraverait la marche de l'accouchement, on administrera *pulsat.* de la manière indiquée, et l'accouchement se trouvera accéléré assez pour prévenir tout accident pour l'enfant ainsi que pour la mère.

Je n'ai pas parlé de la mort de l'enfant comme un obstacle à l'accouchement, exigeant, par conséquent, les secours de l'art, parce que réellement elle n'est point un obstacle ; cependant cet accident peut exiger des secours du médecin ; ordinairement l'accouchement est plus lent, et les douleurs sont d'autant moins efficaces que la mort date de plus longtemps, parce que la mollesse et la flaccidité du corps du fœtus offrent moins de résistance aux efforts expulsifs ; et, dans le cas de mort ancienne, elle imprime une certaine faiblesse à la mère, une anxiété qui semblent devoir la rendre incapable d'accomplir l'accouchement. Dans ce cas, une dose de *china* 18° dans un verre d'eau, une cuillerée à bouche toutes les trois à quatre heures, fera disparaître ce malaise ; ensuite, si les douleurs restent encore insuffisantes, on donnera *secale cornutum* ou *pulsat.*, selon les règles indiquées ci-dessus.

Le docteur Kollenbach, de Berlin, assure n'avoir jamais obtenu aucun effet de l'emploi de la pulsatille, lorsqu'il l'a administrée pour exciter les contractions expulsives de l'utérus pendant l'accouchement, et même du seigle ergoté ; cette assertion si positive de la part d'un confrère honorable m'aurait fait douter de moi-même, et malgré quinze ans d'expériences *toujours* suivies du même résultat, j'aurais hésité à conseiller si positivement ce médicament dans ces circonstances, j'aurais craint de ne pas avoir bien observé, et j'en aurais appelé à de nouvelles expériences ; mais, voyant les doses dont s'est servi ce praticien, je ne suis plus étonné de la différence de nos résultats ; le docteur Kollenbach s'est servi le plus ordinairement de la teinture mère, et jamais, au-dessus de la 5e dilution, de trois à cinq gouttes à la fois : il a donné cinq gouttes de teinture mère de pulsatille à une parturiente ; la femme n'a éprouvé après que de grands malaises, mais sans aucune augmentation des douleurs ! Cet effet d'une dose vraiment toxique n'étonnera pas, si on considère l'excessive susceptibilité de la constitution de la femme dans ce moment, et que l'augmentation des douleurs expulsives est un effet réactif de la nature ; or, comment cette réaction aurait-elle pu s'exercer avec une dose si énorme par une force vitale épuisée, pour ainsi dire, par les douleurs et les autres circonstances du travail? La nature, violentée, troublée par cette masse de poison, ne peut pas réagir régulièrement ; d'ailleurs les matières brutes médicamenteuses exercent une action générale violente sur tout l'organisme, qui l'empêche pour ainsi dire de percevoir les affinités particulières avec les différents organes. De cette manière se trouvent expliquées les observations du médecin de Berlin, et leur contradiction avec les miennes ; et cette contradiction fournit une nouvelle preuve de la nécessité d'employer les dynamisations élevées dans les circonstances qui nous occupent ; car si je n'ai jamais proposé que les numéros au-dessous de 50, ce n'est que pour ne pas heurter les idées généralement acceptées par le public homœopathe, parce que je suis convaincu que les 200es et au-dessus seraient ici beaucoup mieux à leur place que les dilutions ordinaires que j'ai conseillées dans ce travail, rédigé en grande partie avant que j'eusse reconnu les avantages des hautes préparations. En effet, les parturientes sont douées d'une sensibilité excessive : la plus légère odeur les affecte violemment : le professeur Ant. Dubois rapportait dans ses cours d'accouchement, pour dissuader les accoucheurs de porter des odeurs sur eux, qu'un jour approchant une parturiente, bien portante d'ailleurs, il la vit bientôt défaillir et il s'aperçut que cet accident était dû à une violette qu'il avait à sa boutonnière, qu'il s'empressa de cacher, tout honteux, avant que les assistants s'en aperçussent. A une sensibilité si exquise, n'est-il pas plus convenable d'adresser des agents aussi pénétrants, aussi atténués que possible? N'est-ce pas méconnaître l'esprit de la doctrine de Hahnemann que de la soumettre à l'action des doses excessives de cinq gouttes de teinture mère de pulsatille?

SOINS A DONNER A LA MÈRE APRÈS L'ACCOUCHEMENT.

Rétention du placenta. — L'arrière-faix, composé du placenta et des membranes de l'œuf, est ordinairement expulsé peu de temps après la sortie du fœtus, quelquefois en même temps que lui : après la sortie de l'enfant, la mère éprouve quelques instants d'un calme parfait, ensuite des coliques se font sentir dans le bas du ventre et dans les reins; elles se répètent fréquemment, et si, au bout de quelque temps, on introduit le doigt en suivant le cordon, on sent la masse molle du placenta dans l'excavation du bassin ; on peut l'extraire alors sans aucune résistance, en faisant une légère tension sur le cordon ; si on sentait de la résistance, il faudrait attendre son expulsion par les contractions successives de l'utérus. Si, quelque temps après la sortie de l'enfant, il ne se manifestait pas les douleurs nécessaires pour l'expulsion de l'arrière-faix, on pourra les exciter par une dose de pulsatille administrée de la manière indiquée plus haut ; ce médicament rendra inutiles les tractions opérées sur le cordon et l'introduction de la main dans la matrice pour détacher des portions de placenta restées adhérentes, ou enchatonnées dans des sinus de cet organe, produits par des contractions irrégulières de ses fibres musculaires Si la femme était très-faible, par sa nature ou par les circonstances du travail précédent, on préparerait *secale cornutum*, qu'on ferait prendre de la même manière.

Hémorragie utérine. — C'est l'accident le plus dangereux auquel la femme puisse être sujette après l'accouchement. Après la sortie de l'enfant, pendant que l'expulsion du délivre se prépare et après son accomplissement, il sort ordinairement une quantité un peu plus, ou un peu moins grande de sang par les parties génitales ; l'accoucheur ne doit jamais perdre de vue cette excrétion, pour s'assurer qu'elle n'excède pas les proportions normales ; s'il la voyait trop abondante, il devrait de suite chercher la cause de ce désordre pour la combattre à temps par les moyens convenables. Si l'hémorragie était produite par l'adhérence du placenta, ou par une inertie de l'utérus et l'absence des contractions nécessaires de ce viscère pour fermer les bouches béantes des vaisseaux qui s'ouvrent à sa surface interne, après le décollement du placenta, on aurait recours à *pulsatilla* ou au *seigle ergoté*, d'après les règles que je viens d'indiquer pour l'expulsion retardée du placenta ; dans ce cas, comme dans tous ceux où il y a une déperdition continue des fluides nourriciers, il faudra répéter les doses très-fréquemment (toutes les cinq à dix minutes) jusqu'à ce que l'hémorragie diminue, et les éloigner ensuite en proportion de la diminution. Les mêmes médicaments seront aussi indiqués si un caillot arrêté à l'orifice de l'utérus en empêche l'occlusion et la rétraction des parois de l'utérus pour arrêter efficacement l'écoulement du sang.

Je n'ai pas besoin de prévenir qu'une hémorragie très-dangereuse peut avoir lieu sans qu'il sorte de sang par la vulve ; c'est l'hémorragie interne dans laquelle le sang s'accumule dans la cavité utérine, et dont la sortie est empêchée par un caillot ou la masse du placenta, qui bouchent l'orifice de l'utérus. Cette modification de l'accident qui nous occupe est aussi du domaine des médicaments qui ont une action spéciale sur les fibres musculaires de l'utérus, et qui, en même temps, correspondent à l'hémorragie, en tête desquels nous trouvons encore les deux médicaments précités, *pulsatille* et *seigle ergoté*, auxquels on devra, selon les symptômes, substituer quelquefois *sabine*, *belladone* ou *noix vomique*.

Après l'accouchement, l'hémorragie se montre quelquefois

foudroyante, tout à coup, avec effusion continue d'un sang rouge et liquide, alors *ipecacuanha* est le médicament indiqué, surtout si l'hémorragie est accompagnée de tranchées à la région ombilicale avec pression vers la matrice et le rectum, de frissons, chaleur à la tête, grande faiblesse, pâleur du visage, nausées. On fera prendre la solution (6ᵉ) dans un verre d'eau par cuillerées à café toutes les trois à cinq minutes.

Sabine est aussi très-utile dans les métrorrhagies, après l'accouchement, lorsque le sang est grumeleux avec des douleurs de ventre et de reins semblables aux douleurs d'accouchement.

Crocus est indiqué, ici comme dans l'épistaxis, lorsque le sang est noir, poisseux, mêlé de gros caillots ; en outre, si la femme sent *des mouvements dans le ventre comme s'il y avait une boule ou quelque chose de vivant*, avec le visage jaunâtre, terreux, vue trouble et accès fréquents de lypothimie.

Si un sang de couleur rouge foncée, ou noir et fétide, mêlé de caillots, sortait par saccades, avec des douleurs expulsives dans le ventre, avec soif violente, froid des membres, pâleur du visage ou rougeur d'une joue et pâleur de l'autre, et accès de défaillance, on prescrirait *chamomilla*.

Belladona sera préférée lorsqu'il y a des douleurs violentes, compressives et tensives, dans le ventre, avec sensation de constriction ou de compression dans cette région, et d'une espèce de pression sur les parties génitales, comme si tout allait sortir par en bas, avec douleur de reins, comme si le sacrum était brisé.

Quelquefois l'hémorragie est accompagnée d'une disposition aux mouvements convulsifs, et même de convulsions réelles ; alors, outre l'*ipecacuanha*, la *jusquiame* offre encore un secours précieux. Elle sera indiquée lorsque l'hémorragie est accompagnée d'une grande agitation, d'une vivacité extraordinaire, tremblement général, ou d'un engourdissement des membres, obtusion des sens, obscurcissement de la vue, du délire, soubresaut des tendons, ou des secousses convulsives dans les membres, qui alternent avec une roideur tétanique ; chaleur générale, avec plénitude et fréquence du pouls ; gonflement des veines aux mains et au visage.

Dans le cas de métrorrhagie sur une femme offrant les symptômes de surexcitation du système artériel avec céphalalgie, vertige, visage rouge, enflammé, pouls plein et dur ; si le sang coule en abondance, en partie liquide et en partie en caillots noirâtres, avec des douleurs de reins et des douleurs expulsives de ventre, le *fer* sera employé avec succès.

Si la perte de sang avait déjà été considérable, soit qu'elle n'ait pas été aperçue à temps, soit qu'on n'ait été appelé que tard, ou que les moyens employés jusque-là pour l'arrêter n'aient pas eu de succès, de manière que la malade s'en trouve très-affaiblie, on aura recours à *china* 18e (dans l'eau) répété fréquemment, comme nous l'avons indiqué pour *ipecacuanha*, même dans les cas extrêmes où les symptômes indiqueraient l'extinction prochaine des derniers restes de la vie, tels que tournoiements de tête, disparition des sens, assoupissement, lypothimie, froid des membres, pâleur du visage ou teinte bleuâtre de la face et des mains, avec des secousses convulsives.

Notre maître vénéré faisait un grand cas des *passes magnétiques*, de l'application du mesmérisme dans les métrorrhagies violentes, comme moyen palliatif pour arrêter la perte du fluide nourricier, et obtenir le temps d'administrer le spécifique convenable, et le temps pour celui-ci de produire la réaction de la nature et guérir ainsi la maladie. J'ai eu de très-beaux résultats de l'application de ce moyen en faisant deux ou trois passes lentes dans toute la longueur du corps, de la tête aux pieds.

Convulsions. — Cet accident arrive rarement après l'accouchement, cependant il a lieu quelquefois avant ou après la délivrance. L'émotion trop vivement sentie du plaisir d'être mère, sur un cerveau surexcité par l'impulsion donnée au sang vers la tête par les derniers efforts de l'accouchement, ou un écoulement de sang trop abondant sur une femme nerveuse, ou une impression morale fâcheuse, peuvent déterminer des mouvements convulsifs et des convulsions. Ce qui

confirme avec quelle attention l'état de la femme doit être étudié dans toutes les périodes de l'accouchement. Nous renvoyons, pour les soins médicaux exigés, aux conseils que
nous avons donnés, au paragraphe *Convulsions*, de l'article
Des soins à donner à la femme pendant l'accouchement.

SOINS A DONNER A LA FEMME PENDANT LES COUCHES.

La femme, pendant la couche, est exposée à beaucoup plus
de dangers que dans toutes les autres périodes de la fonction
de la reproduction, et sur dix mères qui payent de leur vie
la création d'un nouveau membre de la famille humaine,
neuf meurent pendant cette période. En effet, la grande
susceptibilité nerveuse, développée pendant la grossesse, les
fatigues de cette période, les efforts, les douleurs immenses,
les angoisses de l'accouchement, les pertes de sang qu'elle a
éprouvées, doivent rendre sa constitution très-impressionnable ; les révolutions que son être doit éprouver pour le retour
de la grande masse de l'utérus à son état normal de vacuité,
la sécrétion laiteuse, les émotions que lui cause l'état du nouvel
être qu'elle a mis au monde, sont des causes graves de trouble
dans son économie, qui la rendent très-impressionnable aux
causes morbides, de manière que la moindre de ces causes
peut développer une maladie grave, et trop souvent mortelle.
Heureusement que l'homœopathie, par ses enseignements, est
une vraie Providence, surtout pour la femme, dans cette circonstance de sa vie.

Les soins exigés, dans cette période de l'accouchement,
consistent dans une hygiène adaptée à l'état de la femme, et
en soins médicaux exigés par les nombreux accidents qui
sont souvent la suite de cet état.

Soins hygiéniques. — Après la délivrance, on lavera et ap-
propriera avec soin l'accouchée, que l'on transportera ensuite
dans son lit (il est dangereux de la laisser marcher). Elle devra être assez couverte pour ne pas avoir froid, mais pas trop
pour ne pas exciter la sueur. Les seins ne devront pas être
plus couverts que les autres parties du corps, que l'on devra

préserver du courant de l'air et du contact de tout autre corps froid. Il sera bien d'ajouter deux ou trois gouttes de teinture d'*arnica* dans la cuvette de l'eau tiède, avec laquelle on fera les fréquentes lotions des parties génitales, au lieu de l'eau de mauve, trop relâchante, ou du vin chaud, irritant, conseillés par quelques accoucheurs.

Comme la femme est très-fatiguée et très-impressionnable, on observera le plus grand silence et le plus grand calme possible dans l'appartement, et on évitera une lumière trop vive.

La température de la chambre sera maintenue à quinze degrés Réaumur. On aura soin de renouveler l'air tous les jours en prenant les précautions nécessaires pour que l'accouchée ne reçoive pas l'impression du froid. On évitera, avec la plus grande sévérité, toute espèce d'odeur.

Le préjugé qui empêche la nouvelle accouchée de dormir, est contraire à toutes les lois de la raison. Une accouchée, dans son état de fatigue et d'épuisement, ne peut rien faire de mieux que de dormir ; seulement, la garde aura soin de s'assurer souvent si l'écoulement du sang n'est pas trop abondant.

La nourriture devra être réglée suivant que la femme se propose de remplir entièrement sa tâche de mère, en donnant le sein à l'enfant ou non. Dans le premier cas, une heure après l'accouchement, on donnera un bouillon de viande, qu'on répétera quelques heures après ; ensuite, selon son appétit, on pourra lui donner plusieurs potages par jour jusqu'à la fièvre de lait, après laquelle on augmentera insensiblement la nourriture, et on passera à des aliments solides, selon les besoins de la nourrice, et l'état de son estomac. Si, au contraire, l'accouchée ne peut ou ne veut pas nourrir, on devra la tenir au bouillon, ou du moins aux potages très-légers, jusqu'à ce que les seins soient assez dégorgés du lait qui les obstrue, et des accidents que cette accumulation pourrait produire.

La meilleure boisson pour la femme en couche est l'eau sucrée un peu tiède ; on pourra la sucrer avec quelque sirop simple, ou le bois de réglisse. L'eau sucrée répond à toutes les indications pour lesquelles les allopathes conseillent leurs tisanes de canne, etc. Elle provoque la transpiration et l'écoulement des urines, et facilite la digestion, que toutes les tisanes tendent à déranger. Elle devra boire assez abondamment par ces motifs.

Dans aucune circonstance de la vie, le calme moral n'est plus nécessaire que pendant la couche.

On doit maintenir la douce moiteur à laquelle la femme est disposée pendant la couche, mais non solliciter des sueurs abondantes.

La nouvelle accouchée doit garder une position horizontale pendant huit à neuf jours ; et celles qui sont faibles feront bien de rester quatre à six semaines sans marcher.

Soins médicaux. — Les phénomènes qui doivent appeler l'attention du médecin chez l'accouchée sont : 1° les lésions souffertes par les parties génitales par le passage de l'enfant ; 2° les phénomènes produits par le retour des parois de l'utérus à son état primitif ; 5° la sécrétion laiteuse et ses suites, lorsque la mère ne nourrit pas, et l'état des seins ; et 4° la réparation des forces, épuisées par les fatigues et les pertes qu'elle a essuyées.

Parmi les accidents produits par le passage de l'enfant, sont la chute et le renversement de l'utérus, la contusion et l'inflammation consécutive de la vulve, la rupture du périnée, la rétention et l'incontinence d'urine, et le gonflement hémorroïdal.

Chute et renversement de l'utérus. — Cet accident, très-grave pour les suites que la femme en éprouve, l'est beaucoup moins s'il est traité par les moyens de l'homœopathie. Soit qu'il doive son origine aux efforts violents et à la précipitation de l'accouchement, de manière que l'utérus sorte de la vulve après l'expulsion du fœtus, soit qu'il soit le produit de tractions imprudentes pour l'extraction du placenta, ou que des contractions anormales amènent la procidence de l'utérus ou son renversement, il faut immédiatement procéder à sa réduction dès qu'on aura reconnu la nature de la tumeur qui sort de la vulve ; la simple chute de l'utérus est facile à reconnaître par les souvenirs anatomiques de la conformation de ce

viscère; son renversement pourrait être confondu avec un polype, si on n'en était pas dissuadé par l'absence de l'anneau
formé par le col de l'utérus autour du pédoncule du polype.
Après la réduction opérée d'après les principes de l'art, la
femme sera tenue couchée en supination pendant quatre ou
six semaines, ou plutôt jusqu'après la fin du retour de couches, selon la gravité du cas, avec le bassin un peu plus élevé
que le tronc, et on mettra *nux vom.* 30° dans un verre d'eau,
dont on fera prendre une cuillerée à café de suite, et on répétera cette dose toutes les six heures pendant huit jours, si
des symptômes particuliers ne contre-indiquent pas ce médicament, ou n'en exigent pas un autre plus urgent ; dans ces
cas, on reprendra l'usage de *nux*, dès que le phénomène qui
aura exigé sa suspension aura cessé. Il est rare que ce médicament ne suffise pas seul à la guérison et au rétablissement
des ligaments de l'utérus. Cependant, si, après quinze jours,
en se soulevant, la femme ressentait une certaine pesanteur
dans la région de l'utérus, on donnerait *sepia* 30° dans huit
cuillerées à bouche, une tous les matins, pour revenir. huit
jours après, de nouveau à *nux vom.* Il faudra éviter les efforts
pour évacuer les selles, et , si cette fonction était difficile malgré l'action de *nux vom.*, on ferait prendre un lavement à l'eau
toutes les fois que la malade sentira le besoin d'aller à la selle.
Bien entendu que tout bandage, et surtout les pessaires, de
quelque forme et de quelque matière qu'ils soient, doivent
être bannis, parce que, outre qu'ils pourraient altérer l'action
des médicaments, ils causeraient une irritation mécanique très-
nuisible à des parties fatiguées, très-impressionnables, et
disposées à l'inflammation. Le traitement local après la réduction devra se limiter aux soins hygéniques indiqués plus
haut.

Contusion de la vulve. — Cette lésion se résout ordinairement sans secours de l'art ; cependant quelques gouttes de
teinture d'*arnica*, ajoutées à l'eau employée dans les lotions
de ces parties, faciliteront beaucoup cette résolution, et pré-
viendront l'inflammation consécutive. Cette inflammation, si
elle s'était développée par la cause énoncée ou par tout autre,

sera combattue avec efficacité par *mercure soluble* 50ᵈ dans l'eau, une petite cuillerée toutes les trois ou six heures, sans aucune application émolliente locale, qui ne ferait qu'augmenter l'afflux du sang dans la partie enflammée ; si ce médicament n'enlevait pas entièrement le mal, on administrerait une dose de *thuya* 30ᵉ de la même manière. L'aconit ne serait indiqué que si l'étendue et la gravité de l'inflammation déterminaient une fièvre forte avec des frissons.

La rupture du périnée est un accident terrible qui menace la femme d'une infirmité dégoûtante pour le reste de ses jours, lorsqu'elle n'a pour secours que les ressources offertes par la chirurgie de l'ancienne école ; heureusement, grâce à Hahnemann, l'homœopathie lui en offre de beaucoup plus efficaces dans l'emploi bien entendu de l'*arnica*. Lorsqu'on aura reconnu cet accident, on s'empressera de nettoyer l'accouchée et de la mettre dans son lit; on lavera la partie avec de l'eau dans laquelle on aura mis quelques gouttes d'arnica ; ensuite on rapprochera les bords de la plaie qu'on couvrira d'un épais et large plumasseau de charpie imbibé de teinture d'arnica pure, et on maintiendra la réunion de la plaie avec des compresses épaisses, mouillées avec l'eau des lotions, sur lesquelles on fera croiser deux bandes qui, partant d'un large bandage de corps qui entoure solidement le bassin, et, descendant sur les deux fesses, tendent à les rapprocher l'une de l'autre, se croisent vis-à-vis du périnée et remontent s'attacher au bandage de corps, chacune vis-à-vis l'aine opposée ; on tiendra la femme immobile et couchée sur un côté, celui qui lui sera le plus commode. Pendant les premiers jours on renouvellera le pansement très-fréquemment, pour faciliter l'écoulement des lochies ; les jours suivants il suffira de le renouveler toutes les fois que la femme aura besoin d'uriner. Je conseille de tremper le plumasseau dans la teinture d'arnica pure, parce que l'écoulement abondant de liquides venus de l'utérus l'imbibe très-promptement, et rend par conséquent l'action de l'arnica moins sensible ; lorsque les lochies auront diminué, on pourra étendre la teinture avec partie égale d'eau. Ce pansement et ces précautions devront être continués pendant six semaines, pour que la cicatrice des parties ait le temps de se consolider. Il sera aussi prudent d'aider ce traitement local par l'administration de l'arnica à l'intérieur pendant la première semaine; s'il ne se présente pas d'autres indications plus urgentes. La femme devra être tenue à la diète le plus possible, et elle ne boira que le moins possible, pour éviter les occasions de remuer l'appareil par le besoin d'uriner ou de rendre des selles. Je recommande avec confiance cette médication, parce qu'elle m'a parfaitement réussi chez une femme (passage Sainte-Marie, 2, faubourg Saint-Germain). Au moment du passage de la tête à la vulve, le lit de sangle, trop faible, s'est cassé, la femme est tombée avec secousse, et, après l'avoir relevée, j'ai trouvé le périnée fendu jusqu'aux bords de l'anus, avec une perte considérable de sang. J'ai donné de suite deux gouttes d'*arnica* 12ᵉ; ensuite, après l'avoir délivrée et remise dans son lit, je lui ai appliqué l'appareil que je viens de décrire, et au bout de six semaines la guérison était complète; la vulve est bien restée un peu large, mais le périnée était rétabli, et toutes les fonctions se faisaient régulièrement. Comparez la douceur de ces moyens et leur résultat avec les sutures et autres moyens de l'école régnante et leurs résultats, et voyez si l'homœopathie n'est pas une providence pour les femmes en couche !

Rétention d'urine. — La pression de la tête sur l'urètre et le col de la vessie pendant son séjour dans le petit bassin, et même à son seul passage, produit une contusion de ces parties qui empêche quelquefois le passage de l'urine, et produit sa rétention après l'accouchement. L'*arnica* semblerait devoir être le spécifique de cet accident, produit évidemment par une lésion mécanique; l'expérience m'a prouvé qu'il n'en était rien. Ma chère fille, après un accouchement très-heureux, puisque, dans une première couche, elle n'est restée qu'une heure dans les fortes douleurs, resta vingt-quatre heures sans uriner. Comme elle avait pris, en pension, la mauvaise habitude de retenir ses urines, ensuite de quoi ce retard lui arrivait souvent, je ne m'en inquiétai pas ; cependant, comme les parties génitales étaient assez douloureuses, j'avais fait faire des lotions avec une eau légèrement chargée de teinture d'*ar-nica*, de la manière indiquée ci-dessus. Après quarante-huit heures, aucune urine n'étant rendue, malgré les essais que j'avais recommandés, et la région de la vessie étant volumineuse, sans cependant que la femme éprouvât le besoin d'uriner, j'introduisis une sonde de gomme élastique avec une grande facilité, par laquelle s'écoula une quantité considérable d'urine de bonne qualité. *Arnica* 12ᵉ, dans l'eau, une cuillerée à café toutes les trois heures, ne m'évita pas le désagrément de l'introduction de la sonde pendant deux jours. Le troisième jour, je donnai *belladon.* 500ᵉ de la même manière, et, le soir même, l'émission eut lieu spontanément, et a continué ensuite sans nouvelle interruption. Ce fait prouve que les circonstances, entre autres la cause occasionnelle, ne doivent venir qu'après les symptômes propres, dans le tableau d'une maladie, pour le choix d'un médicament ; car *arnica* a bien des ténesmes vésicaux, mais pas de rétention d'urine dans sa pathogénésie, pendant que dans celle de la *belladona*, la rétention absolue d'urine y est franche et répétée dans plusieurs groupes de symptômes. Aussi ce médicament doit-il être considéré comme spécifique dans ces circonstances, dans lesquelles le système utérin, avec lequel il a une si grande affinité, se trouve surexcité en même temps que la vessie ne peut pas exercer ses fonctions.

Incontinence d'urine. — La même cause qui produit la rétention d'urine chez une nouvelle accouchée peut produire son incontinence, si elle dure plus longtemps ou si elle s'exerce avec plus de violence. Une pression prolongée ou violente sur le col de la vessie peut en produire la paralysie, et la rendre inhabile à retenir l'urine. *Arnica*, dans ce cas, sera un médicament de grande espérance, parce que, outre qu'il s'adapte à la cause, il offre aussi dans sa pathogénésie l'écoulement involontaire de l'urine. Après ce médicament, administré de la manière énoncée ci-dessus, si l'incommodité n'a pas entièrement cédé, on aura recours à *bellad.*, dont on ne répétera les doses qu'à l'intervalle de douze ou quatorze heures, s'il était nécessaire. Si la maladie était devenue chronique et ne cédait pas à ces deux médicaments, on aurait recours à *sepia* ou *sulfur*. Ces médicaments, dans ce cas, seraient donnés en une seule dose, en une seule fois, et on en attendrait l'action pendant plusieurs jours ; ils pourront être alternés tous les huit ou quinze jours.

Hémorroïdes. — Quelquefois, de suite après l'accouchement, par la distension prolongée de l'anus par la tête de l'enfant, ou les fesses séjournant au détroit inférieur, les vaisseaux hémorroïdaux reçoivent un tel développement que toutes les fonctions des parties inférieures se trouvent dérangées, l'écoulement des lochies et l'évacuation des urines et des selles sont suspendus, outre que les douleurs vives et l'agitation qu'elles causent ôtent tout repos à l'accouchée. L'homœopathie possède un moyen bien efficace dans la *pulsatilla* pour apaiser ce désordre. Une nouvelle accouchée de son quatrième enfant, petite et délicate, deux heures après un accouchement long et pénible, eut une masse d'hémorroïdes de la grosseur du pouce, qui entouraient le fondement ; elle avait de fréquentes envies d'uriner sans le pouvoir ; l'écoulement des lochies était arrêté ; des douleurs vives, une agitation avec fièvre lui empêchaient le repos. *Pulsat.* 50° dans un verre d'eau, une cuillerée à café toutes les deux heures. Dix minutes après la première cuillerée, les douleurs étaient apaisées, et une abondante évacuation d'urine avait lieu sans souffrances ; les lochies reprirent en même temps leur cours, et, sans renouveler la dose, les hémorroïdes s'affaissèrent, et la couche eut ensuite sa marche régulière.

Le retour des parois de l'utérus à leur état normal de vacuité ne peut avoir lieu que par les contractions successives de leurs fibres musculaires, et l'expulsion des fluides abondants qui les imprégnaient, sang et mucosités qui sont répandus dans la cavité de l'utérus. Ces contractions, plus ou moins douloureuses, constituent ce qu'on appelle les tranchées, et l'évacuation du sang et des autres liquides répandus dans la cavité utérine, après l'expulsion du placenta, constituent ce qu'on nomme les lochies. Nous allons examiner ce que ces deux phénomènes peuvent offrir d'anormal, et indiquer les moyens puisés dans la matière médicale homœopathique qui peuvent y remédier.

Tranchées. — Les parois de l'utérus acquièrent une si grande distension et une si grande épaisseur, qu'elles ne peuvent revenir à leur état primitif que par la contraction des fibres musculaires contenues dans leur tissu ; ces contractions sont ordinairement accompagnées de douleurs vives dans le bas-ventre et les reins, auxquelles on a donné le nom de tranchées ; ces contractions servent aussi à expulser de la cavité utérine les caillots de sang et les débris de placenta restés après l'accouchement. Elles se manifestent ordinairement quelques heures après l'extraction du placenta, et cessent à la fièvre de lait.

Le docteur Gross, et d'autres homœopathes après lui, pour prévenir les tranchées, ont conseillé d'administrer un globule d'*arnica* de suite après la délivrance, considérant sans doute ces douleurs comme l'effet des lésions mécaniques des organes de la génération par les efforts de l'accouchement ; mais les tranchées, comme nous venons de le voir, ne reconnaissent point cette cause ; elles sont l'effet d'une fonction naturelle et indispensable qu'il serait très-nuisible d'empêcher, puisqu'on empêcherait la suppression de la perte du sang et le retour de l'utérus à son état normal ; d'ailleurs l'*arnica* n'a aucune action appréciable sur les tranchées ; et, par celle qu'il possède sur le système vasculaire, il pourrait produire des effets nuisibles, dans une circonstance surtout où la constitution est si impressionnable. Je conseille donc de s'abstenir de cette pratique dans les cas ordinaires pour prévenir les tranchées, la réservant pour ceux où le long séjour de la tête au détroit inférieur aurait produit des lésions présumables à ces parties. Si les tranchées sont modérées, il faut les abandonner à la nature ; comme je l'ai dit, elles sont un mal inévitable, aussi bien que les douleurs dans l'enfantement, et d'ailleurs, comme je viens de le dire, elles vont en s'affaiblissant et en s'éloignant, et cessent ordinairement à la fièvre de lait. Lorsque les tranchées, par leur violence ou leur fréquence, empêchent le repos de l'accouchée, *coffea* ou *chamomilla* les calmeront bientôt et rendront le repos si nécessaire. *Coffea* sera préféré pour les femmes très-nerveuses qui ne peuvent ou ne savent supporter la douleur, s'il y a de l'insomnie, ou si elles ont fait abus d'infusion de camomille. *Chamomilla*, au contraire, devra être donné lorsque la femme est habituée au café, si elle est d'un caractère très-vif, et s'il y a une soif extraordinaire. Si les douleurs portent sur le fondement, comme un besoin d'aller à la selle, on fera respirer *nux vomica* si la femme est d'un caractère vif et décidé ; si, au contraire, elle est douce et timide, avec prédominance du système veineux, on fera aspirer *pulsatilla*. On recommandera le repos le plus absolu et un grand calme autour de l'accouchée.

Lochies. — Après la délivrance, les bouches béantes des vaisseaux de l'utérus laissent échapper une quantité de sang plus ou moins grande, jusqu'à ce que les contractions utérines les aient resserrées et ensuite fermées entièrement. La membrane muqueuse de l'utérus, énormément distendue, étant ramenée peu à peu à sa dimension primitive, sécrète des mucosités abondantes qui diminuent à mesure que l'utérus arrive à sa dimension naturelle ; ces diverses excrétions de sang et de mucosités constituent les *lochies*. Cette excrétion doit attirer l'attention de l'accoucheur, parce qu'elle peut être considérée, pour ainsi dire, comme le thermomètre de l'état du viscère le plus intéressant chez la nouvelle accouchée, l'utérus. L'étude de ces altérations ne devrait-elle pas, à la rigueur, être séparée de celle des maladies de cet organe; nous suivrons cependant l'usage des professeurs d'accouchement qui font toujours un article à part des altérations des lochies ; altérations qui, d'ailleurs, peuvent avoir lieu sans autre dérangement perceptible des organes génitaux.

Les lochies peuvent être altérées dans leur *quantité* ou dans leur *nature*.

Il est impossible de déterminer la *quantité* exacte à laquelle les lochies doivent atteindre ; l'expérience seule et l'état de l'accouchée peuvent nous servir de guide dans cette appréciation ; chez telle femme robuste et pléthorique un écoulement est à peine suffisant qui serait excessif et morbide chez une femme faible et nerveuse. En général, les lochies vont en diminuant pour cesser entièrement quelques jours avant le retour des règles ou de suite après celles-ci ; chez les femmes qui nourrissent, elles cessent ordinairement quinze jours ou trois semaines après l'accouchement.

La diminution ou la suppression des lochies est ordinairement le symptôme d'une autre affection : car il est difficile de concevoir l'altération d'une sécrétion sans un dérangement dans l'état de l'organe sécréteur ; c'est donc sur cet organe que l'attention du médecin devra particulièrement se diriger dans cette circonstance. Cependant il arrive quelquefois que la diminution ou la suppression des lochies soient si promptes qu'elles peuvent être considérées comme idiopathiques, et devenir elles-mêmes une cause de maladie plus grave si on n'y remédiait pas à temps. Ces cas sont : lorsqu'une affection morale subite, un refroidissement ou quelque autre erreur hygiénique impressionne subitement la femme, et que, par une contraction spasmodique des orifices des vaisseaux de la surface interne de l'utérus, la sécrétion est diminuée ou suspendue. — Le diagnostic de ce dérangement s'établit par le fait lui-même ; mais il est très-important, pour le traitement à prescrire, de le faire porter sur sa cause occasionnelle, qui, dans ce cas, est de la plus grande importance pour le choix du médicament et la promptitude de la guérison. Or cette guérison est essentielle pour prévenir les mauvais effets sur l'organisme de la suppression de cette évacuation. Ce choix doit aussi être influencé par la nature des lochies : il serait différent si elles étaient encore formées de sang pur, ou si ce liquide avait déjà entièrement disparu à l'époque de l'accident.

La suppression causée par une impression morale devra être combattue par le médicament approprié à cette cause que nous avons indiquée dans l'article des *Soins à donner pendant la grossesse*. Je ferai seulement remarquer que *aconit.* offre beaucoup de motifs pour être préféré lorsque la suppression a lieu à une époque rapprochée de la couche, que l'écoulement est encore sanguin, et que la femme éprouve des douleurs dans le ventre avec anxiété, et une disposition à une congestion sanguine à la poitrine, au ventre ou à la tête.

Si la suppression des lochies avait été produite par un refroidissement, on aurait aussi recours à *aconit.*, si elle était accompagnée de fièvre, chaleur du visage et autres principaux symptômes propres à ce médicament. Si elle était accompagnée de diarrhée avec coliques, avec quelque douleur nerveuse à la tête, aux dents, etc., chaleur fébrile, on obtiendra un très-bon résultat de *chamomilla. Coffea, nux vom., dulcam., bryon.* et *pulsat.* pourront être aussi indiqués s'il y a des symptômes caractéristiques pour ces médicaments.

Si la suppression ne cesse pas par l'action des médicaments appropriés à sa cause, et s'il ne se développe pas d'autres symptômes morbides, ce qui a lieu assez souvent, surtout lorsqu'elle arrive à une époque assez éloignée de l'accouchement, il faut l'abandonner à la nature, parce que dans ce cas elle n'a aucune influence nuisible sur le rétablissement de l'accouchée. Si, au contraire, cet accident est accompagné ou suivi de souffrances plus ou moins graves pour la femme, il faudra se diriger d'après les symptômes qui l'accompagnent pour le choix du médicament.

Si la suppression est accompagnée de symptômes qui font craindre une inflammation des viscères du bas-ventre, on aura recours à *aconit.*, à *bellad.* ou *merc.*, selon les indications que nous donnerons aux articles *Péritonite puerpérale* et *Métrite.* Si la suppression était accompagnée de coliques violentes ou de gonflement tympanique de l'abdomen et de diarrhée, on donnera *colocynt.* Si le lait disparaît des seins, on donnera *pulsat.* S'il y a des douleurs violentes à la tête, rougeur du visage, visions effrayantes, sub-délires ou délires, on choisira *bellad.* ou *hyosc.* Ce dernier sera préféré si la perte de connaissance est plus complète. Si des symptômes érotiques de nymphomanie se manifestent, on trouvera une grande ressource dans *platina.* Plusieurs autres médicaments, tels que *nux vom., secale cornut.*, etc., peuvent être réclamés dans les différentes circonstances qui accompagnent ou sont causées

par l'accident qui nous occupe ; mais je ne veux pas abréger
ici ce que je serai obligé de rappeler plus complétement aux
différents articles des maladies de la femme en couches qu'on
trouvera plus loin.

Diminution des lochies. — Nous avons dit qu'il était impossible de déterminer la quantité de cette sécrétion aux différentes époques de la couche, l'expérience du médecin et les
habitudes de la femme sont les meilleurs guides qui puissent
diriger son appréciation. Ce que nous avons dit sur la suppression des lochies doit servir de règle aussi pour remédier
à leur diminution, lorsque sa présence peut faire craindre quelque dommage pour la femme.

Augmentation des lochies. — Nous ferons observer que
l'augmentation des lochies diffère selon la nature de l'écoulement : s'il est encore sanguin, ou s'il est déjà devenu muqueux, et selon qu'il a lieu à une époque plus ou moins rap -
prochée de l'accouchement. Il faudra aussi avoir égard à la
cause qui l'aura déterminée. Les causes les plus ordinaires
de cette nature de dérangement des lochies sont une impression morale, un refroidissement, une imprudence pour
s'être levée ou avoir marché trop tôt, l'abus des alcooliques, des tisánes sudorifiques, la trop grande chaleur de la
chambre ou des couvertures du lit, le coït, etc. Quant aux
causes morales, je ne répéterai pas ce que j'ai dit plusieurs
fois à leur égard, de l'importance de combattre leurs effets,
le plus tôt possible, par les médicaments appropriés à chaque
nature de ces causes indiquées précédemment. S'il y a eu un
refroidissement, on aura recours, selon la nature des symptômes qui accompagnent l'augmentation des lochies, à *aconit.*
ou à *nux vom.* On administrera le premier si la femme a le
pouls plein, visage rouge, tête lourde comme pleine et autres
symptômes propres à ce médicament ; on préférera *nux vom.*
si le pouls est plutôt serré, avec pâleur du visage, douleurs
de reins et poids vers le fondement, frissons alternés avec
chaleur, etc. Si l'accident a été causé par la fatigue, le repos
le plus absolu et une très-petite dose d'*arnica* 50ᵉ suffiront
ordinairement pour le conjurer. S'il y a eu abus de boissons

échauffantes, alcooliques ou épicées, ou de sudorifiques très-chauds ou de café ou de camomille, on connaît l'action merveilleuse de *nux vom.* pour combattre les mauvais effets des spiritueux; elle sera aussi très-efficace dans cette circonstance par son affinité avec les organes sexuels. Si, cependant, l'augmentation des lochies, produite par cette cause, était accompagnée d'une grande agitation et d'une sensibilité nerveuse exaltée, *coffea* serait préférable d'abord, et on viendrait ensuite au médicament précité. Si *coffea* ne suffit pas, *lachesis* et bien d'autres substances ont été conseillées, mais je crois que les deux désignées ci-dessus suffiront dans ces cas. S'il y a eu abus de boissons épicées, ces mêmes médicaments seront aussi utiles, et, selon les circonstances, *china.* La routine des garde-malades et des sages-femmes les fait souvent recourir à l'usage d'infusion de camomille chez les femmes en couche; rien n'est plus nuisible et plus dangereux que cette pratique. Les accidents les plus graves, et, en particulier, celui qui nous occupe, les pertes utérines, les inflammations abdominales, les convulsions, etc., en sont trop souvent la suite. Cette boisson doit être interdite aux accouchées, parce qu'elle a une action trop directe sur l'organe qui a tant besoin de ménagement chez elles, l'utérus. Les médicaments à opposer, dans ce cas, sont surtout *nux vom.* et *ignat.*, et encore *coffea* si la malade n'est pas habituée au café. Si l'augmentation des lochies est l'effet d'une trop grande chaleur de l'appartement ou des couvertures, des lits de plumes, etc., des soins hygiéniques plus intelligents suffisent ordinairement pour la faire cesser. Si, malgré ces soins, elle persistait, il faudrait avoir recours aux médicaments indiqués par les symptômes, comme nous allons les esquisser ci-après.

Les symptômes qui doivent nous diriger dans le choix du médicament dans l'augmentation morbide des lochies sont tirés de la nature de l'écoulement, de sa quantité et des phénomènes qui l'accompagnent. Si l'écoulement est sanguin, il est difficile de le distinguer de l'hémorragie utérine autrement que par la quantité; dans ce cas, pour la médication à employer, nous renvoyons aux règles détaillées dans le paragraphe *Métrorrhagie*. Nous ferons cependant observer que, dans ce cas particulier, lorsque l'écoulement sanguin continue trop longtemps sans être très-fort et qu'il épuise la malade par sa durée, les fonctions digestives sont dérangées, etc., nous avons obtenu des effets très-heureux de l'emploi de *calcarea* 30ᵉ, dans un verre d'eau, une cuillerée à café tous les soirs : au bout de quelques jours, l'écoulement reprend son état normal. L'appétit revient et la santé se rétablit comme par enchantement. Lorsque l'augmentation ne consiste qu'en un écoulement muqueux plus abondant, le médicament que je viens de désigner est aussi souvent efficace, s'il y a des souffrances dans l'abdomen, gonflement, des vents, des douleurs, digestions difficiles, disposition à la diarrhée, diminution du lait dans les seins chez les nourrices, etc.; *pulsat.* sera souvent indiquée dans cette indisposition lorsque l'écoulement est épais, muqueux, avec des douleurs dans les lombes et une humeur triste et douce. *Sepia* a beaucoup d'analogie avec *pulsat.*, dans ce cas; elle sera employée si celle-ci ne suffit pas à modérer l'écoulement, ou bien si le liquide excrété est liquide séreux ou laiteux, s'il est âcre et s'il écorche les parties génitales, si la femme a quelque endurcissement du col utérin, et surtout si le moral est triste, morose et chagrin. *Merc.* sera donné lorsqu'on remarquera des dispositions à des inflammations abdominales ou des parties génitales, et si l'écoulement est plus abondant la nuit. Si l'écoulement très-abondant affaiblit la femme et ne se régularise pas par les moyens indiqués, on donnera une dose de *sulf.* 30ᵉ, et quelques jours après on reviendra aux autres médicaments, selon la nature des symptômes. *Secale corn.* sera une ressource précieuse dans les cas où la femme est très-affaiblie.

Dans ces circonstances, il faut ordonner à la femme une nourriture substantielle composée de potages gras et de viandes rôties en quantité modérée ; il faut lui faire respirer un air pur en renouvelant souvent celui de l'appartement.

Les lochies peuvent être altérées dans leur nature, ce qui est toujours l'effet d'un dérangement de la muqueuse utérine ou du vagin, et ne méritent pas, par conséquent, d'être étudiées à part. Cependant, comme quelquefois ces altérations sont les seuls symptômes offerts par le dérangement de l'organe sécréteur, nous allons donner sommairement les indications propres à la plupart de ces altérations.

Les lochies redeviennent quelquefois sanguinolentes. Si leur quantité n'est pas trop abondante, cette altération n'exige pas de médicament; dans le cas contraire, on aurait recours à *calc.* ou à *sepia,* d'après les préceptes énoncés ci-dessus, ou à *conium,* si l'écoulement corrode vivement les parties. Quelquefois les lochies deviennent subitement noires, presque comme de l'encre, ce qui effraye parfois la femme et les personnes non expérimentées ; cette couleur, si elle n'est pas accompagnée d'une odeur putride très-prononcée, ne mérite aucune attention de la part du médecin, elle est l'effet de la dissolution de la membrane caduque de Hunter ou de quelque fragment de placenta, ou de quelques caillots de sang restés dans l'utérus ; et les lochies reprennent leur couleur naturelle dès que ces fragments sont entièrement entraînés par la sécrétion utérine. Si les lochies prennent un aspect de suppuration, c'est encore *sepia* qui sera le plus ordinairement utile ; *merc.* et *china* pourraient être indiqués dans quelques circonstances, d'après ce que nous avons dit plus haut. Les lochies répandent quelquefois une odeur fétide ou de pourriture insupportable ; si cette odeur n'est pas l'effet de la négligence des moyens hygiéniques conseillés, elle doit attirer l'attention du médecin, parce qu'il est l'indice d'un état pathologique fâcheux de l'utérus, auquel il devra porter remède ; si, cependant, malgré ce caractère de l'écoulement, l'utérus et le reste du ventre n'offraient pas de symptômes particuliers, il faudrait encore faire cesser cette odeur qui incommode beaucoup la femme. Les médicaments qui m'ont le mieux réussi dans ce but sont *sepia* et, surtout, *kreosot.* à la 30ᵉ dynamisation, un globule dans un verre d'eau, une cuillerée à café matin et soir. Bien entendu que la plus grande propreté est indispensable.

Sécrétion du lait, lactation et seins. — Les seins augmentent de volume et de dureté dès les premiers jours de la grossesse, ce qui continue jusque vers la fin ; ils laissent suinter plus tôt ou plus tard un liquide séreux, premier rudiment du lait futur. Il faut avoir soin d'éviter toute compression sur ces précieux organes, surtout à la région de la papille, pour qu'elle se développe librement et qu'elle puisse être saisie par l'enfant ; si, malgré cette précaution, la papille restait effacée, il faudrait en procurer le développement par les moyens mécaniques enseignés par les accoucheurs. Vingt-quatre heures environ après l'accouchement, la femme éprouve des picotements dans les seins, lesquels se gonflent et durcissent de manière à occuper toute la face antérieure de la poitrine et même les aisselles, et gênent la respiration ; la femme sent comme un poids lourd sur la poitrine qui l'étouffe. Ces phénomènes sont accompagnés par une perturbation générale fébrile appelée *fièvre de lait*. Cette fièvre commence ordinairement, du second au troisième jour après l'accouchement, par un mal de tête, des douleurs de reins, des frissons alternés avec chaleur, bientôt suivis de chaleur sèche brûlante, de rougeur du visage, céphalalgie vive, frontale, sensation de plénitude de la tête, comme si elle allait éclater, pouls plein, dur, soif, langue blanche, suppression du sang des lochies. Cet état se distingue du commencement d'une péritonite puerpérale, avec laquelle il faut bien se garder de le confondre, par la moindre durée du froid, et surtout parce que le ventre n'est pas douloureux à la pression. Six à douze heures après le commencement de la fièvre, des sueurs abondantes s'établissent, les seins se détendent, le lait coule spontanément, les lochies redeviennent sanguinolentes, et tout rentre dans l'état normal.

Dans le cours régulier de la fièvre de lait, si les souffrances ne sont pas trop violentes, il ne faut donner aucun médicament, et se contenter d'administrer des boissons simples, tièdes, selon le désir de la malade ; la tenir modérément couverte, éviter les coups d'air froid et la fatigue de visites importunes, parce que cette fièvre constitue un mouvement critique de la nature pour opérer la sécrétion laiteuse, et le dégorgement complet de l'utérus qu'il faut bien se garder de troubler par des puissances médicamenteuses perturbatrices, surtout si on a soin de présenter l'enfant au sein dès que le lait commence à monter ; cette précaution est le meilleur moyen de prévenir les malaises de la fièvre de lait. Chez les femmes qui ne nourrissent pas, cette fièvre est beaucoup plus violente, et l'homœopathie peut être très-utile pour la modérer et en diminuer les souffrances. Lorsque le pouls est fort, plein et le mal de tête violent, on mettra *aconit.* 24ᵉ, deux globules dans un verre d'eau, et ou en fera prendre une cuillerée à café toutes les deux heures ; de cette manière on diminue l'orgasme vasculaire, et une sueur bienfaisante s'établit plus tôt ; si l'afflux du lait, trop considérable, produit, par le gonflement excessif des seins, une sensation d'oppression à la poitrine, on donnera *bryon.* 50ᵉ, un globule dans l'eau, une cuillerée à café toutes les trois heures. Quelques minutes après la première cuillerée, la malade éprouve déjà du soulagement; elle respire plus librement. Ce médicament m'a toujours suffi pour remédier à la trop forte accumulation du lait dans les seins, et pour procurer une terminaison convenable de la fièvre. Cependant, si par des circonstances défavorables un afflux de sang trop fort à la tête, pendant la fièvre, était accompagné de douleurs très-violentes dans cette partie, avec des subdélires, les yeux brillants, etc., qui fissent craindre une inflammation cérébrale, après deux ou trois doses d'*aconit.* on donnerait *bellad.* 50ᵉ, de la manière indiquée pour *bryon.*, jusqu'à ce que les symptômes cérébraux fussent domptés ; alors on cessera tout médicament, si l'état des seins ne demande pas le médicament que nous avons dit lui être approprié. Si l'accouchement avait été laborieux, avec des lésions des parties génitales, et si on avait négligé, dans ce cas, de donner l'*arnica* de suite après l'accouchement, comme nous l'avons prescrit en son lieu, une dose de ce médicament, alternée avec *aconit.*, serait utilement administrée pour diminuer l'action sympathique de la lésion des parties génitales sur le système artériel, et pour modérer la fièvre.

La question que les accoucheurs se sont posée, s'il était convenable de présenter le sein à l'enfant avant la fièvre de lait, ne peut pas en être une pour un homœopathe accoutumé à étudier et à suivre les vœux de la nature. Par les raisons indiquées plus haut, et par ces mêmes motifs nous conseillons de donner le sein dès que la femme sent monter le lait ; et, dans la fièvre de lait, dès que l'enfant peut le saisir, lorsque la fièvre de lait est en décroissance ; ce moyen suffit ordinairement pour prévenir les engorgements des seins et tout autre accident produit par l'accumulation du lait, si la nourrice a soin de préserver ses seins de l'impression du froid et des autres causes externes nuisibles.

Les choses ne se passent pas si favorablement chez les mères qui ne nourrissent pas; après la cessation de la fièvre, le lait continue à monter et à s'accumuler dans les seins ; il peut devenir la cause d'engorgements de la glande mammaire ou d'inflammations du sein ; le médecin doit prévenir cet afflux par la privation d'aliments nutritifs pendant le temps nécessaire, par des boissons tièdes pour faciliter la transpiration. Lorsque ces moyens ne suffisaient pas pour faire cesser l'afflux du lait dans les seins, s'il n'y avait pas, d'ailleurs, de contre-indications, j'administrais *pulsat.* 50e, deux globules dans huit cuillerées d'eau, à prendre une cuillerée tous les matins ; au bout de quelques jours, on voit les seins diminuer, et le lait a ordinairement disparu des seins avant la fin du médicament. Il serait cependant possible que, sur une nature profondément lymphatique, ce médicament ne suffît pas seul pour supprimer l'écoulement du lait des seins. Le docteur James Lembke rapporte, dans le vingt-septième volume de la *Gazette générale homœopathique*, un cas d'écoulement laiteux pendant la grossesse, lequel fut très-rebelle et céda pour toujours à une dose *lycopod. Calc. carb.* a été employé avec succès dans les cas rebelles d'écoulement de lait par les seins. (Voyez *Sevrage.*)

La sécrétion laiteuse ne se fait pas toujours aussi régulièrement que nous venons de l'énoncer, et, au lieu de gonfler et de causer des picotements à l'accouchée, les seins restent mous et souples pendant plusieurs jours, et la fonction de l'allaitement se trouve ainsi empêchée. Le médecin doit alors s'enquérir de la cause probable de cet accident, laquelle con-

siste quelquefois dans un défaut de nourriture, ce qui arrive
surtout chez les femmes qui sont restées plusieurs jours dans
les douleurs d'enfantement, pendant lesquels elles ne prennent
ordinairement pas d'aliments. Ce manque de lait est facile à
réparer moyennant une nourriture substantielle bien dirigée.

Le docteur Jahr indique, dans ses avis cliniques, le cas de
manque de sécrétion laiteuse par un état pléthorique avec
une fièvre de lait très-violente, et il conseille, pour y remédier,
aconit., *bryon.* et *chamom.*, ou *bellad.* ou *merc.* Ce cas ne
s'est jamais présenté à mon observation ; mais, s'il se présentait, les médicaments conseillés devraient amener un heureux
résultat. La cause la plus fréquente du manque de lait, quand
il n'est pas dû au défaut d'alimentation, est une constitution
lymphatique, une faiblesse du système artériel ou de la force
vitale, faiblesse en général constitutionnelle ou produite par des
affections morales débilitantes, telles que de longs chagrins, une
grossesse trop maladive. etc. Le médicament le plus efficace.
et qui ne m'a jamais fait défaut dans les cas assez nombreux
dans lesquels je l'ai employé, c'est *agnus castus.* Trois globules de la 12e dynamisation dans un verre d'eau, une cuillerée
à café toutes les trois heures, jusqu'à ce que la sécrétion soit
établie, suffisent pour l'obtenir. Si la femme se propose de
nourrir il ne faudra pas attendre plus de trente-six heures
avant de lui donner ce médicament, si dans cet espace de temps
elle n'a pas senti les picotements des seins, signes de la montée
du lait, parce que, en attendant plus longtemps, l'enfant
pourrait souffrir par un trop long retard dans l'allaitement.
Ce médicament, je l'ai aussi employé avec succès, lorsque,
dans le cours de la nourriture, le lait diminuait dans les seins
ou disparaissait sans cause appréciable, tandis qu'il faudra
toujours y avoir égard lorsqu'on pourra la reconnaître ; ainsi,
si c'était par un accès de colère, on donnerait *chamomilla* ; si
c'était par un chagrin, on donnerait *ignatia* ; si c'était par
une jalousie amoureuse, on donnerait *hyosciam.* ou *phosph.
acid.* ; si c'était par un refroidissement, on donnerait *dulca-
mara*, etc. *Pulsat.* et *calc.*, par cet effet alternatif que possè-
dent tant de médicaments homœopathiques de réussir souvent

6

dans des cas de maladie tout opposés, ont aussi été recommandés dans cette circonstance, et les annales de la science
rapportent plusieurs observations dans lesquelles leur administration a produit des effets favorables dans la diminution
ou la suppression du lait.

Le docteur Kallenbach, de Berlin, ayant remarqué dans les
observations d'un journal allopathique que, lorsqu'on employait pendant longtemps des emplâtres d'*asa fœtida* sur l'épigastre chez les femmes hystériques, il s'ensuivait parfois un
gonflement des seins, qui laissent couler un liquide laiteux;
a cru que cette substance pourrait être employée avec avantage dans la suppression de lait chez les nourrices, et, pour
s'en convaincre, il l'administra dans quatre cas qu'il rapporte.
Je vais les mettre sous les yeux du lecteur, pour qu'il puisse
juger lui-même de la réalité de cette vertu présumée de l'*asa
fœtida.*

1° Madame G., âgée de trente-quatre ans, très-robuste,
n'avait jamais pu nourrir ses enfants, parce que du huitième au
quatorzième jour son lait se perdait. En avril 1845, accouchée
heureusement pour la septième fois, la sécrétion laiteuse était
très-bien établie le quatrième jour, mais dès le quatorzième jour
le lait commença à diminuer, et le seizième il avait entièrement
disparu. M. Kallenbach prescrivit *tinc. asa fœtid.* (de la Pharmacopée pruss.), une goutte dans un gros d'esprit de-vin,
pour en prendre trois fois par jour cinq gouttes sur un morceau de sucre. Le second jour après le commencement de
l'usage de cette préparation, la sécrétion du lait était pleinement rétablie, et, trois jours après que l'enfant eut recommencé à teter, ses excréments sentaient l'odeur du médicament.
Malgré cela, il le fit continuer pendant huit jours, et la sécrétion du lait dura pendant trois semaines et demie trèsbien, après quoi l'usage de l'*asa fœtid.* devint de nouveau
nécessaire ; et comme le nourrisson répugnait au mauvais
goût de cette substance, il remplaça la première préparation
par la troisième atténuation de Hahnemann, laquelle sentait
encore l'*asa fœtid.* distinctement ; l'effet en fut aussi efficace.
Dans la huitième et la treizième semaine, des récidives récla

mèrent de nouveau le remède ; enfin, à la dix-huitième semaine, à la suite d'un violent chagrin, le lait disparut tout à coup, et il ne put plus être rappelé par aucun moyen. M Kallenbach fait remarquer que la femme, quoiqu'elle eût un sein assez volumineux, avait une glande mammaire très-peu sensible.

2° Madame K., forte et vigoureuse, âgée de vingt et un ans, primipare, remarqua, après la sixième semaine de ses couches, une diminution sensible de son lait. M. Kallenbach ordonna *tinct. asa fœtid.* 5ᵉ, et, après quatre jours, la sécrétion du lait était redevenue abondante. Il fit continuer tous les huit jours cinq gouttes sur du sucre, et au neuvième mois la nourriture continuait avec succès.

5° Madame S., âgée de trente quatre ans, de constitution assez faible, avait déjà nourri trois enfants, quoique avec insuffisance de lait, puisque, après huit semaines, elle était obligée d'y ajouter le biberon. Accouchée pour la quatrième fois le 17 septembre, le 17 novembre elle se plaignit d'une diminution de lait telle, qu'elle était obligée de donner à manger à l'enfant depuis trois semaines. M. Kallenbach prescrivit *asa fœtid.* 5ᵉ, trois fois par jour sans succès ; après huit jours de l'emploi de ce médicament, ne voyant aucun effet, il prescrivit la 1ʳᵉ dilution, également trois fois par jour, avec un succès frappant. Huit jours après, la sécrétion étant en voie complète, il fit suspendre le médicament. Le 28 décembre, ayant remarqué une nouvelle diminution dans le lait, la malade prit la 5ᵉ dilution du médicament, trois fois par jour, cinq gouttes; et tous les huit jours une semblable dose. L'effet fut complet sur la nourrice, elle put supprimer le biberon, quoique la femme n'ait rien changé à sa nourriture habituelle, de manière que l'augmentation de la sécrétion ne pouvait pas être attribuée à une autre cause qu'à l'action du médicament.

4° Dans ce cas, le médicament resta entièrement sans effet, parce que la femme, atteinte de péritonite le quatrième jour des couches, ne put être guérie qu'en quatre semaines, et, après ce temps, ses seins étaient entièrement ramollis ; malgré tous les soins, on ne put pas y rappeler le lait.

Le docteur J. Lembke précité, rapporte dans le même journal, tome XXXVII, pag. 555, une observation dans laquelle l'*asa fœtid.* est restée entièrement sans effet, quoiqu'il l'eût administrée deux, trois et quatre fois par jour pendant longtemps, après qu'il eut employé, en vain, avant *bellad.* 6e et *calc. carb.* 20e, dans le même but, dès l'accouchement. *Bellad.* 4e parut enfin avoir un meilleur résultat.

Je ne suis pas étonné de l'incertitude et de l'insuccès du médicament qui doit être donné à si fortes doses pour obtenir une augmentation de la sécrétion du lait, d'ailleurs le peu de durée de son action prouve qu'il n'agit que palliativement et par une vertu antipathique. Nous devons donc le laisser aux allopathes, nous qui avons des moyens beaucoup plus sûrs, plus durables et plus doux; comment M. Kallenbach n'a-t-il pas calculé le mal que pouvait faire à l'enfant une si forte dose d'une substance puissante donnée pendant si longtemps à la nourrice?

Le lait peut aussi être altéré dans sa qualité, être trop séreux pour suffire à la nutrition de l'enfant, ou avoir certaines qualités imperceptibles à l'observation extérieure, mais qui le font repousser par l'enfant. Dans le premier cas, je me suis servi avec avantage de *sulfur* 30e, dans une cuillerée d'eau, et, huit jours après, de *calc. carb.* de la même manière, si le soufre ne suffisait pas pour rendre au lait plus de corps. Il faut cependant avoir égard à la constitution de la nourrice, et aux causes de ce vice de la sécrétion laiteuse. Dans le second cas, c'est-à-dire lorsque le lait est repoussé par l'enfant, *merc. viv.*, conseillé par nos auteurs, m'a réussi plusieurs fois pour corriger cette anomalie du lait. J'en mettais deux globules de la 30e dans un verre d'eau, et j'en faisais prendre à la nourrice une cuillerée à café toutes les quatre heures. Après la seconde cuillerée, l'enfant prenait ordinairement le sein avec avidité.

Le lait de la nourrice qui a ses règles est-il nuisible à l'enfant? Cette opinion est un préjugé de même que celle sur le lait de la femme au commencement de la grossesse : dans ces deux circonstances, le lait n'est que moins substantiel, et, parconséquent, mo ns nourrissant ; et il serait imprudent le médecin qui chercherait, par des médicaments, à remédier à ce défaut du lait par ces causes, car il irait contre les intentions sages de la nature que le médecin homœopathe doit toujours prendre pour règle dans sa médication ; dans ces cas, il se contentera de faire donner des aliments à l'enfant pour remplacer la nourriture qu'il ne trouve plus en suffisance dans le lait de sa nourrice.

Sevrage. — Nous n'avons rien à ajouter à ce que la physiologie et les traités d'accouchements nous apprennent sur l'époque la plus convenable du sevrage ; c'est un problème complexe qui doit se résoudre par l'état de la nourrice et par celui de l'enfant. Une nouvelle grossesse, la présence des règles avec diminution du lait, un état d'épuisement annoncé par des douleurs tiraillantes à l'estomac, surtout pendant que l'enfant tette ou chaque fois qu'il a teté, anorexie, défaillances, etc., exigera le sevrage de la part de la femme ; la nature se refuse à continuer plus longtemps cette fonction. Du côté du nourrisson : la nature nous apprend aussi qu'il faut lui donner le sein jusqu'à ce qu'il ait des dents qui le mettent à même de prendre, avec succès, une autre nourriture ; et, si la nourrice est bien portante, il serait utile de retarder le sevrage jusqu'après la sortie des dents canines. Je ne trouve même pas d'inconvénient à le retarder jusqu'après la sortie des deux premières molaires, parce que le sein est une grande ressource dans les maladies qui peuvent affliger ces petits êtres pendant cette période de la vie. Lorsque le lait a presque disparu du sein, et que l'enfant se fatigue inutilement pendant la succion, il faut sevrer, parce que cette fatigue peut nuire à l'estomac de l'enfant. Bien entendu qu'il faut ajouter à la nourriture de l'enfant à mesure qu'on en reconnaît le besoin.

Lorsque la nourrice se décide à sevrer, elle doit s'y préparer en éloignant successivement les époques où elle donne le sein, diminuer ses aliments, et, après s'être préparée pendant quelques jours par ce régime, elle cessera entièrement de donner le sein, se tiendra un jour ou deux au lit, à une diète très-légère, avec des boissons aqueuses, tièdes ; et si elle sent encore, malgré ces précautions, le lait monter dans les seins, elle prendra *pulsat.* dans l'eau, une cuillerée tous les matins pendant huit jours, et couvrira ses seins légèrement avec un mouchoir de mousseline à plusieurs doubles. L'habitude de les étouffer sous des ouates de coton est contraire au but que l'on se propose, et peut avoir des suites fâcheuses dont la moindre est de faire disparaître pour toujours cet ornement si précieux. Si *pulsat.* ne suffit pas, on donnera *calcarea* de la même manière.

Consomption de la nourrice. — Cette maladie de la nourrice peut dépendre de causes inhérentes à sa constitution, telles que le développement de tubercules pulmonaires, excité par la nourriture, etc. Cette nature de consomption n'entre pas dans le cadre que je me suis tracé, parce que, pour traiter de toutes les maladies qui peuvent atteindre les femmes dans les différentes périodes de la fonction de la reproduction, il faudrait faire un traité complet de thérapeutique ; les maladies que nous nous sommes proposé d'étudier sont celles qui sont inhérentes exclusivement aux différents états de la femme pendant cette fonction. Ainsi, la consomption dont nous voulons nous occuper est celle qui est produite par l'épuisement d'une sécrétion trop abondante ou trop prolongée du lait, ou par une succion trop forte de la part de l'enfant. Ses symptômes précurseurs sont un abattement, une faiblesse générale, tristesse invincible et envies de pleurer sans motif ; un sentiment de vide au creux de l'estomac, anorexie, ou faim canine, grande soif, des douleurs déchirantes à la partie antérieure de la poitrine, s'étendant sous les omoplates et au dos ; ces souffrances s'aggravent pendant et après la succion de l'enfant. Si on ne remédie pas à cet état, il s'y ajoute bientôt des cuissons et des chaleurs l'après-midi, avec rougeur des pommettes, sueurs nocturnes, et tous les symptômes d'une consomption.

Le premier moyen à employer, c'est de sevrer de suite si la nourriture est déjà assez avancée, ou si la maladie a déjà reçu un certain développement. Si on s'en aperçoit dès le commencement, une dose de *china* 50ᵉ suffit pour réparer le désordre et mettre la nourrice en état de continuer sa fonction; dans les cas plus avancés, où le sevrage est devenu indispensable, *china* est aussi le médicament par lequel on devra commencer le traitement, et, s'il ne suffit pas, on donnera *calcarea* et ensuite *lycop.*; par ces moyens, on préviendra une altération du parenchyme du poumon, et on rétablira les fonctions du canal alimentaire. On aidera l'action de ces médicaments par un bon régime analeptique, un air vif, et de l'exercice.

Abcès des seins. — Un coup d'air sur le sein, ou un froid subit aux mains, ou un amas de lait par défaut de succion de l'enfant, ou parce que les orifices papillaires des vaisseaux galactophores sont obstrués, ou une violence mécanique, produisent quelquefois un gonflement inflammatoire très-douloureux au sein, avec une tendance excessive à la suppuration. Si, dès les premières douleurs, ou autres symptômes, qui se feront sentir au sein après un refroidissement, avant que le gonflement ait acquis un certain développement, on administrait de suite *aconit.* dans l'eau, par cuillerée à café, toutes les deux heures, en continuant de faire teter l'enfant, on étoufferait probablement la maladie dans son germe ; mais si l'amas de lait est déjà considérable et la tumeur volumineuse, rouge, avec des battements, des lancinations douloureuses, un brûlement, une douleur tensive, il faudra donner *bryon.* 50ᵉ dans l'eau, une cuillerée à café toutes les trois heures, jusqu'à la résolution complète du gonflement. Si la tumeur du sein, aux conditions précédentes joignait une couleur rosée érésipélateuse, luisante, on donnerait *bellad.* de la même manière; et si, après douze heures, il n'y avait pas d'amélioration, on alternerait ces deux médicaments toutes les trois heures ; en cas d'insuffisance on aurait recours à *mercur.*, surtout si de légers frissons faisaient pressentir la formation prochaine de la suppuration. *Hepar. sulf.* est indiqué lorsque *merc.* aura diminué le caractère inflammatoire de la tumeur, si elle offre encore des signes de suppuration commençante. Quelques médecins conseillent de continuer ce médicament ou de laisser agir la dose, si on le donne en une seule fois, jusqu'à l'ouverture de l'abcès, s'il n'en procure pas la résolution. Cette pratique a été souvent suivie de succès, même sous nos yeux ; mais depuis que j'ai éprouvé l'effet merveilleux du *phosph.* dans les abcès du sein, je n'ai plus employé d'autre médicament, lorsqu'il y a des signes évidents de suppuration. Ce médicament, administré dans ces circonstances, à la 50ᵉ dynamisation, un globule dans l'eau, une cuillerée à café toutes les six heures, calme promptement les douleurs insupportables, procure l'ouverture de l'abcès et sa guérison, sans laisser de trace de cicatrice visible au sein. Je pourrais citer plusieurs cas de ces guérisons prodigieuses ; mais, pour ne pas répéter les mêmes faits, je rapporterai seulement celui d'une jeune nourrice primipare (madame G. de T.) qui, au trentième jour de sa couche, avait le sein droit du volume d'une grosse tête d'enfant avec fluctuation, rougeur, et des douleurs lancinantes atroces qui lui avaient enlevé tout sommeil depuis huit jours, lorsque je la vis pour la première fois ; son médecin lui avait promis de venir lui fendre le sein avec un grand chirurgien le lendemain ; le sein gauche était aussi un peu gonflé, rouge et un peu douloureux. La malade, d'un caractère très-doux et d'une constitution lymphatico-nerveuse, n'offrait pas d'autres symptômes morbides notables, et elle avait toujours joui d'une bonne santé. Je lui mis un globule de *phosph.* 30ᵉ sur la langue, à cinq heures du soir ; un quart d'heure après elle était très-soulagée de la douleur ; à six heures elle s'endormit d'un profond sommeil qui se prolongea jusqu'à minuit ; à son réveil elle était dans un autre monde : son lit était inondé de suppuration et de sueur ; son sein droit avait presque repris son volume ordinaire, et le gauche était tout à fait remis. Le lendemain elle put donner ce côté à son enfant, et six jours après le sein si malade n'offrait pas même les vestiges d'une cicatrice.

L'efficacité du *phosph.* dans les abcès semble se montrer aussi puissante dans les guérisons des fistules rebelles de ces organes, résultat des traitements allopathiques, ainsi que dans les duretés de la glande mammaire restées après l'ouverture de l'abcès par le couteau. Le médecin homœopathe ne doit pas ouvrir ces abcès avec l'instrument tranchant, parce que, occupant une partie dans laquelle les fusées de pus ne sont pas à craindre, il peut attendre de l'action du spécifique administré l'ouverture spontanée, qui a l'avantage d'éviter la douleur, l'émotion et une cicatrice consécutive désagréable; et facilite la résolution complète des engorgements de la glande mammaire, et prévient ainsi les dégénérations graves qui sont quelquefois la suite de ces accidents.

Dans les ouvertures fistuleuses du sein, *silicea* est quelquefois indiquée, si les ouvertures ne fournissent que de la sérosité, surtout si la malade offre d'autres symptômes propres à ce médicament.

Le traitement local de cette affection doit se limiter à soutenir le sein par un suspensoir ou un autre bandage convenable, pour empêcher les douleurs causées par le poids, et à le tenir proprement par des lotions d'eau tiède lorsque l'abcès se sera ouvert. Je recommande expressément de s'abstenir de l'application de cataplasmes, ou autres topiques chauds, dans ces sortes de tumeurs ; ils y appellent un afflux plus considérable de liquides, aggravent la maladie, appellent la suppuration, contrarient l'action bienfaisante du médicament employé, et facilitent la formation des engorgements qui restent souvent dans le sein après un abcès traité par les lois de la médecine allopathique.

Maladie des papilles. – Les bouts de seins doivent avoir une certaine proéminence, pour que l'enfant puisse les saisir pour teter. On devra y faire attention chez les primipares pendant la grossesse ; et, lorsqu'ils ne sont pas assez développés, on fera usage de bouts de seins ; on les lavera de temps en temps avec de l'eau-de-vie pour affermir la peau, afin qu'elle ne se déchire pas trop facilement par les efforts de la succion. Malgré ces soins, dans les premiers temps de l'allaitement, les bouts de seins s'écorchent souvent et se couvrent de gerçures qui rendent la succion très-douloureuse et quelquefois intolérable. L'ancienne médecine est réduite aux moyens empiriques locaux, tout à fait impuissants, le plus souvent, contre cette affection, cause quelquefois d'abcès au sein, et même d'impossibilité de continuer la nourriture. Des lotions de teinture d'*arnica* très-faibles sur les papilles faites dès que les accidents commencent à se manifester, chaque fois que l'on vient de donner à teter, les guérissent ordinairement en quelques jours. Si cela n'avait pas lieu, on donnerait *sulph.*, 50ᵉ, qui suffit ordinairement. Quelquefois j'ai été obligé de donner encore huit jours après *graphit.* 50ᵉ, ou *calc.* et ensuite le *lycopode*, qui m'a suffi quelquefois pour guérir cette maladie. Lorsqu'on fait des lotions d'*arnica* aux papilles, il faut les laver avec de l'eau tiède avant de donner à teter.

Dans les cas de simple inflammation des papilles, sans excoriation, on donnera *chamom.* 12ᵉ, si la malade n'a pas fait abus de l'infusion de cette plante. Dans le cas contraire, on donnerait *ignatia* 50ᵉ.

Je puis affirmer que les moyens dynamiques ci-dessus indiqués m'ont toujours suffi pour guérir les gerçures des seins des nourrices, et que, depuis que je les possède, je n'ai plus eu besoin d'avoir recours aux moyens empiriques et aux baumes recommandés par les commères

Métrite. — La métrite puerpérale étant souvent l'effet de la suppression des lochies ou de la rétrocession du lait, je crois que c'est après l'étude clinique de ces deux fonctions que se trouve sa place dans l'ordre de la succession des idées sur les maladies des femmes en couche ; ces dérangements se confondent souvent dans leurs causes et leurs effets réciproquement ; une suppression subite des lochies, si elle n'est pas détruite promptement, est souvent suivie de métrite, et la métrite produit presque toujours la suppression des lochies, ou bien leur augmentation, de manière à déterminer des métrorrhagies véritables. On peut dire presque la même chose de la sécrétion du lait ; et, par la guérison de la matrice, on peut, parfois seulement, rétablir ces deux fonctions.

J'ai dit, dès les premières lignes de ce travail, que je ne voulais pas faire un traité complet d'accouchement et des maladies des femmes et des enfants, que je ne croyais pas utile de rapporter ce qui est exposé avec méthode et exactitude dans les livres des écoles ; mon but était seulement d'indiquer ce qu'on ne trouve pas dans ces traités, les moyens de réparer de la manière la plus sûre, la plus prompte et la plus douce, les désordres et les maladies qui pourraient se présenter dans les circonstances annoncées. Je m'abstiendrai donc de donner l'histoire et les signes de la métrite, que je suppose connus des lecteurs ; je les prierai seulement de se rappeler qu'elle est le plus souvent l'effet d'un écart d'hygiène dans les aliments, ou de boissons froides prises trop tôt après la couche, un coup d'air, une affection morale, de l'usage trop rapproché du coït, de lésions mécaniques pendant la couche, ou par des manœuvres criminelles, de suppression de lochies, etc.; que ses symptômes principaux sont une douleur continue, vive, violente, brûlante ou lancinante à la région de l'utérus, avec une sensation particulière de poids dans le ventre ; la douleur s'étend successivement à tout le ventre, qui devient enflé et douloureux à la pression ; l'intérieur du vagin est très-chaud et brûlant au toucher ; le col de l'utérus gonflé ; les lochies et le lait s'arrêtent, ou il survient une hémorragie intense ; les selles et les urines sont supprimées ou rares; le pouls est très-fréquent, sans être développé ; la peau est chaude et sèche, avec une anxiété physique et morale et crainte de la mort et des accès fréquents de défaillance, ou une disposition extraordinaire à ce symptôme. Le pronostic sera toujours très-favorable lorsque l'inflammation n'a pas encore atteint le péritoine; car aucune maladie n'est aussi facile à traiter que celle-ci, dont tous les symptômes se trouvent parfaitement exprimés dans *nux vomica ;* aussi, quoique dans notre pays les fauteuils à accouchements ne soient plus connus que dans l'histoire de l'art, et que, par conséquent, le refroidissement des parties génitales causé par cet appareil, auquel le docteur Hartmann attribue une si grande influence dans la production de la métrite, ne soit plus à craindre, ce médicament est aussi efficace dans nos mains que sur les nombreuses malades que ce savant médecin a traitées. Les symptômes qui appellent ce médicament sont, en général, ceux que nous avons rappelés ci-dessus. Cependant, quelquefois, d'autres médicaments sont nécessaires pour guérir cette maladie; si la métrite commence par des frissons violents suivis de chaleur excessive avec pouls plein et visage rouge, céphalalgie frontale pulsative, ou comme si le crâne était trop plein et allait éclater, et, surtout, si le développement de la maladie reconnaissait pour cause première une frayeur ou un refroidissement, il faudrait donner *aconit.* pendant six ou huit heures, une cuillerée à café de sa solution dans l'eau toutes les heures, et on passera ensuite à la *noix vomique.* *Belladona* conviendra surtout dans les cas où la métrite s'est développée à la suite de la rétention du placenta, et Hartmann la recommande lorsqu'il y a sensation de tiraillements et de pesanteur dans le bas-ventre, qui arrive souvent jusqu'à une espèce d'efforts vers le bas avec une douleur lancinante et brûlante au-dessus du pubis et une douleur de brisement au sacrum, des douleurs lancinantes dans l'articulation des hanches surtout, qui ne supporte ni le mouvement ni le toucher; mais surtout si l'écoulement des lochies est arrêté, ou bien si cet écoulement a une odeur fétide, s'il est de nature ichoreuse, avec une sensation de brûlement et de plénitude dans le vagin; d'après le même auteur, *mercure* soluble est le médicament qui a le plus d'analogie avec le précédent dans cette maladie, particulièrement lorsque la douleur est lancinante, compressive ou térébrante ; et nous pouvons ajouter lorsqu'avec une chaleur peu intense il y a une sueur abondante ou des frissonnements. *Camomille* sera indiquée lorsque la métrite est l'effet d'une colère, qu'il y a augmentation de la sécrétion des lochies ou le changement de cette sécrétion en une espèce de métrorrhagie d'un sang noir et coagulé. Lorsque ces symptômes se présentent à la suite de l'abus d'infusion de camomille, on aura recours à *nux vom., ignat.,* ou *puls.,* selon les symptômes propres à ces substances. Lorsque le développement de la maladie est le résultat d'une grande joie inattendue, on aura recours au *coffea.* Ainsi, pour toutes les causes morales et physiques, on aura recours, contre elles, aux spécifiques que nous avons indiqués plus haut. Le traitement de la métrite demande quelquefois encore *bryon.* ou *rhus tox.,* surtout chez les femmes sujettes aux rhumatismes ; la première, lorsqu'il y a engorgement dans les seins, constipation opiniâtre, fièvre de nature sinochale ; et le *rhus* lorsqu'il se manifeste des symptômes de fièvre nerveuse ou typhoïde.

Quelquefois, chez des sujets profondément scrofuleux, ou autrement, psoriques, la métrite a une tendance à dégénérer en gangrène, ce qui se manifeste par un collapsus total des forces, le facies hippocratique, sueurs froides, etc. Dans ce cas, *secale corn.* offre un moyen précieux qu'on donnera alternativement avec *china*, et on soutiendra les forces avec quelques gouttes de vin généreux d'Alicante, de Malaga ou autres. *Arsenic.* offre encore une ressource dans cette dégénérescence de la métrite ; il sera indiqué lorsqu'il y a dans l'utérus et ses alentours des douleurs brûlantes, faiblesse excessive, peau couverte de sueur froide, angoisse morale excessive, soif, diarrhée liquide, etc.

Le médecin homœopathe ne doit pas perdre de vue que les maladies puerpérales reconnaissent toutes pour cause éloignée ou prédisposante la psore ; par conséquent, ne pas hésiter à donner une dose de *sulfur* lorsque les médicaments les mieux indiqués par les symptômes restent sans effet, ou ne produisent que des résultats incomplets. Ce médicament termine aussi quelquefois parfaitement la guérison.

Les soins hygiéniques de la métrite consistent dans une diète absolue, si la malade ne nourrit pas, et en des aliments très-légers, si elle nourrit ; des boissons aqueuses tièdes et un repos absolu d'esprit et de corps. L'application sur la région de l'utérus d'un cataplasme tiède bien mou et mince, fait avec de la farine de riz ou de la fécule de pommes de terre, en facilitant l'établissement de la transpiration, est un moyen dont l'homœopathe ne doit pas craindre de se servir, parce qu'en soulageant les douleurs locales, il facilite la voie salutaire provoquée par les médicaments spécifiques convenables, administrés à l'intérieur. Les bains tièdes, tant prônés par l'allopathie, sont loin d'offrir les mêmes avantages ; ils causent beaucoup de douleurs par le déplacement de la malade, et l'affaiblissent ; par conséquent, leur emploi exige beaucoup de prudence de la part du médecin. Chez les nourrices, on présentera l'enfant aux seins dès qu'il y aura des signes de lait dans ces organes ; cette sécrétion et cette succion font une révulsion utile à la maladie de la matrice, sans que le lait en soit nuisible à l'enfant, comme le croit le vulgaire.

Péritonite puerpérale. — Avant les travaux importants des Laenec et Pinel, on confondait la péritonite, la métrite, que nous venons de résumer, la méningite et la phlébite, ou phlegmasie *alba dolens* des femmes en couche, sous le même nom de fièvre puerpérale. Les auteurs précités ont démontré l'erreur de cet amalgame, et, comme eux et tous les nosologistes qui les ont suivis, nous voulons faire autant d'articles à part de ces différentes affections qui attaquent quelquefois les femmes en couches, pour pouvoir indiquer d'une manière méthodique les ressources immenses que l'homœopathie possède contre ces différentes espèces d'affections.

Ce que je viens de dire sur les causes de la métrite doit être aussi appliqué à la péritonite ; ses symptômes ont une marche beaucoup plus rapide ; et le prognostic ! C'est dans cette terrible maladie que les statistiques seraient si brillantes pour l'homœopathie : l'ancienne école considère la péritonite puerpérale comme toujours mortelle, pendant que les relevés des traitements homœopathiques n'offrent pas un dixième de décès.

Les symptômes caractéristiques sont : une douleur brûlante, lancinante, très-vive et continue dans un point du ventre, qui va en s'étendant, et occupe bientôt toute la cavité du ventre ; un long frisson suivi de chaleur sèche et brûlante ; traits défaits du visage ; grande anxiété ; crainte de la mort ; sensibilité excessive du ventre au plus léger attouchement, même de la chemise ; gonflement, ballonnement, avec son clair d'abord, et ensuite mat ; vomissement, diarrhée liquide, suppression des lochies, chute des seins, etc., etc. (voir les traités sur la matière). Elle se termine par la résolution ou par la suppuration, rarement par la gangrène.

Le traitement de la péritonite puerpérale exige beaucoup d'application de la part du médecin ; il doit surtout veiller à ce qu'elle soit reconnue dès son apparition, car sa guérison est d'autant plus sûre et facile qu'elle est traitée plus près de son commencement. C'est pour cela que j'ai conseillé de ne jamais, pour ainsi dire, perdre de vue la femme pendant les premiers jours de ses couches. C'est à cette surveillance assidue, sans doute, que je dois de ne jamais avoir vu se développer une péritonite ou une métrite véritables sur un grand nombre de femmes que j'ai assistées, même avant d'être en possession des trésors de l'homœopathie. Mais si, malgré cette surveillance, ou pour l'avoir négligée, pour en éloigner à temps les accidents, les phénomènes de péritonite se déclaraient, phénomènes si faciles à reconnaître, il est rare que quelques doses d'*acon.* ne soient pas d'une grande utilité, et même indispensables. La grande sensibilité développée dans les parties affectées, annoncée par la violence des douleurs, appelle avec certitude ce médicament. La violence de la fièvre avec chaleur sèche et brûlante, soif ardente, rougeur brûlante du visage, gonflement et sensibilité du ventre au toucher, et douleurs très-vives dans le ventre, vomissement amer, verdâtre, etc., indiquent ce médicament. On mettra trois globules de la 50e atténuation dans un verre d'eau, et on en fera prendre une cuillerée à café toutes les heures, et même toutes les demi-heures, si les symptômes s'aggravent avec rapidité, pendant six, huit, douze heures. Ensuite, si la maladie est domptée, on ralentira les doses du médicament, qu'on pourra continuer jusqu'à la guérison. Si, après six, douze heures, malgré la diminution de la violence de la fièvre, les symptômes du ventre continuaient, on examinera, entre *bellad.* et *bryon.*, celui qui conviendra le mieux à l'état actuel de la maladie. Le docteur Ruckert, dans son traité *Eléments d'une thérapeutique homœopathique future spéciale*, rapporte cinq observations, dans lesquelles *bellad.* a guéri la péritonite. Les symptômes caractéristiques de ces cas sont des douleurs violentes, crampoïdes, comme si une portion d'intestins était écrasée entre deux pierres, avec ballonnement du ventre ; ou bien des douleurs comme des efforts par en bas vers les parties génitales, comme si les entrailles allaient en sortir ; sensibilité excessive du ventre au toucher ; frissons dans quelques parties, avec la chaleur dans les autres en même temps ; ou chaleur brûlante surtout à la tête et au visage, avec rougeur du visage et des yeux ; douleur compressive au front, avec battement des carotides ; bouche sèche, avec langue rouge, et soif : insomnie avec agitation, ou bien sommeil soporeux, avec des délires furieux ou autres symptômes cérébraux ; lochies insuffisantes, aqueuses ou fétides ; ou bien métrorrhagie avec écoulement d'un sang rouge, fétide : les seins gonflés et enflammés, ou bien flasques et sans lait ; constipation, ou selle diarrhéique. La *bryon*. conviendra surtout lorsque le ventre est également gonflé, très-sensible au toucher, mais que le plus léger mouvement aggrave considérablement les douleurs, avec constipation ; que la fièvre a un caractère de synoche avec chaleur brûlante sur tout le corps, soif ardente et désir de boissons froides ; humeur irritable ; disposition à la colère, ou des inquiétudes et des craintes sur l'avenir et sur sa guérison. *Cham*. convient lorsque les seins sont flasques et vides de lait, qu'il y a diarrhée blanchâtre ; tympanisation du ventre très-sensible au toucher, des douleurs de ventre comme des douleurs d'enfantement, chaleur générale avec rougeur du visage et forte soif ; aggravation la nuit suivie de sueurs ; grande agitation, impatience et irritabilité nerveuse ; et principalement lorsque la péritonite est la suite d'une colère. La *colocyn*. m'a produit un effet merveilleux dans un cas des plus désespérés ; la maladie datait de trois jours d'un traitement allopathique infructueux ; le ventre était énorme, les douleurs étaient insupportables ; la malade rapprochait le plus possible les cuisses de son ventre ; diarrhée avec coliques dès qu'elle prenait un peu de boisson. *Colocyn*. 50ᵉ, trois globules dans un verre d'eau, une cuillerée à café toutes les heures. L'amélioration commença après la seconde cuillerée, les coliques diminuèrent, le ventre devint moins sensible, une demi-heure de sommeil apporta un soulagement considérable à tous les autres symptômes ; vingt-quatre heures après la malade était en convalescence.

Merc. sol. est un médicament précieux pour la péritonite

puerpuérale, soit lorsque la maladie est encore dans sa période inflammatoire, soit lorsqu'il y a déjà des symptômes
d'épanchement dans le péritoine ; il sera surtout indiqué lorsque, avec les symptômes généraux de la maladie, il y aura
visage défait, terreux, soif brûlante, inextinguible, afflux
de salive dans la bouche, douleurs brûlantes et lancinantes
dans le ventre avec des ténesmes sans effet, ou avec selles
muqueuses et sanguinolentes ; urines foncées très-fétides,
sueur générale, débilitante, sans soulagement, et aggravation marquée des symptômes la nuit. Outre ce médicament,
dans les cas fâcheux où on n'aura pas pu prévenir l'épanchement dans le péritoine, *arsen.* pourra être d'une grande
utilité, ainsi que *carb. veget.*, *asa*, *china*, *bellad.* et *sulf.*,
selon les symptômes propres à ces médicaments, pour lesquels, pour ne pas trop allonger cet article, nous renvoyons
à la matière médicale.

Nux vom. conviendra lorsque les lochies ayant été arrêtées subitement par une contrariété ou par une impression de
froid, ou bien s'étant changées par ces causes en une espèce
d'hémorragie, avec sensation de pesanteur et de brûlement
dans les parties génitales et dans le ventre, il existe des douleurs de reins violentes, avec constipation, difficulté d'uriner
et brûlement en urinant, etc. Mais ce médicament n'offre pas
les caractères spéciaux de la péritonite, qui sont le gonflement,
la tension, et la sensibilité excessive du ventre ; il doit être réservé plutôt pour la métrite, ainsi que nous l'avons indiqué
dans cet article.

Rhus est un médicament à peu près indispensable lorsque,
dès le commencement de la maladie, le système nerveux est
affecté profondément, lorsque la moindre contradiction aggrave
les symptômes, que les lochies blanches commencent à rede-
venir sanguinolentes avec évacuation de caillots de sang, et
que la fièvre offre un caractère nerveux ou typhoïde.

Les soins hygiéniques exigés par la péritonite puerpérale
sont : un repos le plus absolu possible du corps et de l'esprit,
on éloignera tous les bruits de la malade et on établira dans
sa chambre une lumière très-faible et une température pas

7

trop chaude ; on y renouvellera souvent l'air. Comme l'estomac ne peut rien supporter, outre la privation de tout aliment, on se contentera de calmer la soif avec quelques gouttes d'eau froide, et, si les vomissements sont trop pertinaces, avec des petites parcelles de glace. Les bains et toute application sur le ventre doivent être rejetés à cause de la grande sensibilité du ventre, dont tout mouvement aggrave les douleurs de manière à produire une syncope. Des applications tièdes aux parties génitales, dans les cas de suppression des lochies, ou des demi-lavements dans les cas de constipation, sont les seuls moyens externes administrables. Ce que nous avons dit à l'article *Métrite,* sur la succion de l'enfant, est aussi applicable à la péritonite.

Phlegmasia alba dolens. — Cette affection a aussi été comprise, par les auteurs, parmi les différentes formes de souffrances offertes par la fièvre puerpérale ; les travaux des médecins anatomistes du commencement de notre siècle lui ont assigné son véritable caractère de phlébite des veines du bassin et de l'extrémité inférieure ; elle est ordinairement la suite de l'inflammation et de la suppuration de l'utérus, ou du péritoine, ou des ovaires, mais elle se développe quelquefois idiopathiquement sans cette cause, comme je l'ai vu, par l'action du froid exercée sur les membres trop près de l'accouchement.

Selon la décision prise dans ce travail, je ne donnerai pas l'étiologie ni la pathologie de cette maladie si facile à reconnaître par la couleur blanche du gonflement lisse, chaud, du membre, la résistance douloureuse à la pression du doigt, et l'absence de fossette laissée par cette pression. Je passerai de suite à son traitement.

Lorsque la phlébite est l'effet de suppurations établies dans le bassin et résorbées dans les veines des extrémités, le médecin doit diriger toute son attention sur cette cause et la combattre par les moyens indiqués aux articles *Métrite* et *Péritonite.* Les médicaments désignés par la matière médicale et l'expérience des homœopathes pour la phlegmasie qui nous occupe sont : *arn., bellad., bryon.* et *pulsat.,* auxquels il faudra ajouter quelquefois *acon.*, *rhus*, *nux vom.*, *cham.* et *sulf.*

Arnica : Si pendant l'accouchement la tête reste longtemps dans le bassin, ou si des manœuvres maladroites pouvaient faire croire à une lésion mécanique des vaisseaux, et, en même temps, si des douleurs tensives dans la hanche et la cuisse faisaient présumer le développement d'une phlébite, ce médicament pourrait être suivi d'une prompte guérison, comme le prouve une observation rapportée dans le 1er volume, p. 50, de la *Gazette générale homœopathique*.

Bryonia et *belladona* paraissent surtout les plus convenables d'après leur symptomatologie. *Bryonia* : Tiraillement dans les hanches et l'extrémité; *lancination depuis la hanche ou la fesse jusqu'au pied*, parfois avec sueur générale et *impossibilité de supporter le toucher et le mouvement;* tiraillement comme pour l'apparition des règles ; *roideur tensive douloureuse;* gonflement de la jambe sans rougeur, etc. *Belladona :* Douleur dans l'extrémité inférieure de brisement avec déchirements dans les articulations, etc. ; pesanteur dans les cuisses ; tiraillement dans la cuisse gauche, pression dans la droite; lancinations comme avec des couteaux, etc. Ce médicament possède, en outre, une grande homœopathicité avec les maladies du bassin de la femme. La pulsatille, outre sa grande sympathie avec les maladies des organes de la génération de la femme, a une action spéciale sur les veines, annoncée par le gonflement de ces canaux aux mains et aux jambes dans un grand nombre de ses symptômes; par conséquent, elle a une action spéciale sur la phlébite et surtout la phlébite puerpérale lorsqu'elle est accompagnée de la suppression des lochies. Quant aux indications spéciales, qui appartiennent plutôt à un de ces médicaments, ainsi que les autres ci-dessus nommés, on les tirera des symptômes particuliers qui se rapportent à chacun d'eux.

Et comme, depuis les dix-huit années que j'applique l'homœopathie, il ne s'est présenté aucun cas de cette maladie à ma pratique, je suppléerai à mon défaut d'expérience par celle d'un accoucheur qui a fait les plus heureuses applications de l'homœopathie dans l'art des accouchements, en transcrivant l'observation suivante, consignée par ce médecin dans le 5e volume des *Annales de la Clinique homœopathique* de Hartlaub et Trinks :

« Une femme de vingt ans accoucha facilement, le 6 mars 1825, pour la première fois, d'une petite fille très-forte et bien portante. Le docteur Bettmann connaissait très-peu cette femme, il savait cependant qu'elle était d'une constitution grêle avec une grande irritabilité et mobilité, tant au physique qu'au moral. Les assistants assuraient que les lochies et la sécrétion laiteuse avaient eu un cours régulier, quoique l'accouchée, dès le septième jour du même mois, se fût plaint de légers élancements et de déchirements dans la hanche gauche, auxquels s'était jointe une tension dans toute l'extrémité gauche.

« On ne pouvait pas reconnaître une cause à ces souffrances, la malade n'ayant éprouvé aucune incommodité pendant sa grossesse, excepté quelques dérangements de l'appétit et des difficultés pour aller à la selle.

« Le 8 mars, la douleur devint plus forte et, en même temps, le mouvement plus difficile, et la malade sentit un peu de gonflement dans la partie supérieure du membre.

« Le 9 mars se passa dans une augmentation du gonflement et des douleurs sous l'application d'une chaleur sèche. Pendant la nuit le docteur Bettmann fut appelé à cause de la violence des douleurs : il trouva la malade étendue dans le lit, incapable de faire aucun mouvement; elle jetait des cris lorsqu'on s'approchait pour toucher la moitié inférieure de son corps ou l'extrémité malade. Son regard était inquiet et anxieux, la soif grande, et le pouls, plutôt dur que plein, donnait cent vingt pulsations par minute. L'extrémité douloureuse était un peu enflée, et, quoique nullement enflammée, elle était si sensible, qu'elle ne pouvait supporter le plus léger attouchement, surtout à la cuisse. Elle avait fait plusieurs essais pour trouver une position plus commode dans le lit à l'aide de deux fortes personnes, mais on fut obligé chaque fois de s'arrêter dès qu'on imprimait le plus léger mouvement aux parties environnant le bassin. Elle avait passé deux nuits sans sommeil, et, depuis quelques heures, elle commençait à avoir la respiration courte et anxieuse, et elle disait avec des pleurs qu'elle allait mourir, parce que sa mère était morte au second jour de sa couche avec ces mêmes phénomènes. Elle éprouvait alternativement un fourmillement dans les deux extrémités, et elle croyait que la droite était aussi prise et paralysée que la gauche ; cette extrémité ne supportait pas plus le mouvement et le toucher que l'autre.

« L'homœopathie était encore alors moins développée qu'actuellement, et l'auteur se rappelle très-bien qu'il lui monta la chaleur à la tête lorsqu'il eut bien embrassé cette maladie. Après avoir étudié plusieurs médicaments, il administra une petite portion de la 15e dynamisation de *belladona;* le succès confirma la vérité de la loi homœopathique ; car, lorsque l'auteur visita la malade, huit heures après la prise de la *belladona,* elle lui raconta avec une grande joie que, non-seulement elle avait dormi quelques heures, mais qu'actuellement elle était redevenue maîtresse de ses jambes, et qu'elle pouvait les écarter. Etant en repos, elle ne sentait plus aucune douleur ; mais elle ne pouvait pas encore supporter le toucher ; la soif était moindre ; elle se sentait surtout beaucoup mieux au moral, et elle était débarrassée de son angoisse. Le soir du même jour elle était en état, avec un aide convenable, de descendre de son lit pour faire une selle naturelle.

« Le 11 mars, on pouvait toucher l'extrémité sans douleur ; la malade put se promener dans la chambre avec un léger soutien. Aujourd'hui la malade se rappelle que l'extrémité gauche était devenue enflée pendant les derniers mois de la grossesse. Elle assure qu'elle ne sent plus qu'en marchant une légère douleur lancinante dans l'extrémité inférieure gauche. Les lochies et le lait, qui avaient un peu diminué dans ces deux derniers jours, sont actuellement dans leur régularité complète.

« A sa visite du 12, le docteur Bettmann trouva la malade assise dans son lit, donnant à teter à son enfant, et, après cette opération terminée, elle descendit seule du lit, se promena dans l'appartement, exerçant tous les mouvements sans aucun aide. Cette guérison se maintint parfaite pendant les trois semaines que le docteur Bettmann observa la convalescente.

« Un second cas, observé par le même auteur, se rapporte à une maladie qui a été maltraitée par toutes les abominations de l'ancienne médecine, sans autre résultat qu'un grand affaiblissement et un épuisement de la malade. L'appétit et le sommeil étaient perdus, la malade avait beaucoup de soif et des douleurs violentes et déchirantes dans la partie interne de l'extrémité inférieure droite, qui était un peu gonflée sans chaleur remarquable, et ne pouvait supporter le toucher. Les places qui avaient été endommagées par les vésicatoires et l'onguent de tartre stibié étaient très-sensibles, excitaient des douleurs brûlantes, avaient une couleur plombée et affectaient l'odorat d'une manière désagréable ; la sécrétion du lait, qui avait continué, était insuffisante pour la nourriture de l'enfant, ce qui faisait passer des heures pénibles à la mère.

« Une dose d'*acon.* 24, trois globules, procura du soulagement déjà après quelques heures, et après une dose de *rhus tox.* 50, deux globules, donnée le lendemain, la malade pouvait, vingt-huit heures après, se tenir assise sur le bord du lit pendant cinq minutes avec un appui convenable, et, le second jour, elle pouvait se tourner à volonté dans son lit ; après trois jours elle se promenait dans sa chambre en traînant sa jambe. L'amélioration continua de jour en jour, et après l'administration de *nux vom.*, *ars.*, *bellad.*, faite pendant les trois semaines suivantes, la malade pouvait remplir sans gêne ses fonctions domestiques. »

Constipation. — La nature, dans sa toute sagesse, a suspendu les évacuations alvines pendant les premiers six à huit jours qui suivent les couches, pour laisser aux parties froissées, par l'acte de la parturition, le temps de se remettre ; les garde-malades, et même les sages-femmes et les accoucheurs, qui ne sont pas plus instruits que les sages-femmes en cela, s'inquiètent beaucoup de cet état et tâchent d'y remédier par des lavements, quand leur imbécillité ne va pas jusqu'à faire prendre de l'huile de ricin ; c'est une routine excessivement nuisible et dangereuse ; si après huit jours, l'accouchée ne va pas à la selle naturellement, on lui fera prendre *bryon.* 50ᵉ dans trois cuillerées d'eau, une de deux en deux heures, en commençant le matin au réveil : aussitôt qu'il viendra une selle on ne prendra pas le restant du médicament.

Si la femme éprouvait des envies d'aller à la selle sans le pouvoir, comme si elle en était empêchée par une constriction du rectum ; si elle avait des hémorrhoïdes tuméfiées ; si il y avait manque d'appétit avec ballonnement du ventre, etc , on donnerait la préférence à *nux vom.* dans une cuillerée à bouche, tous les soirs, jusqu'à ce qu'elle eût produit l'effet désiré.

Opium si la femme sent comme un poids lourd à l'anus sans besoins pressants, tête lourde ; on donnera *opium* 6ᵉ, le matin, dans une cuillerée d'eau ; s'il n'y a pas une selle dans la journée, on donnera, le soir, *nux vom.* comme il a été indiqué.

Sulfur sera préféré chez une femme sujette à la constipation, et surtout après *nux vom.*, si celle-ci n'avait pas corrigé la constipation.

Quelquefois, sans autres symptômes morbides, les selles ne semblent arrêtées que par la dureté des matières amassées dans le rectum : un lavement d'eau tiède suffit alors et fournit le meilleur remède, parce que dans aucun cas, mais principalement chez les femmes en couche, il ne faut donner aucun médicament qui ne serait pas nécessaire.

La *diarrhée* est bien plus fâcheuse chez les femmes en couche ; elle dérange les sécrétions utérine et laiteuse ; on ne saurait y apporter trop tôt remède. On en recherchera la cause ; si c'était par un écart de régime, *pulsat.* 50ᵉ dans de l'eau, serait spécifique ; si elle était accompagnée de symptômes gastriques très-prononcés, tels que bouche pâteuse, amère, langue couverte d'un enduit blanc, épais, nausées, mal au cœur, etc., on donnerait *antim.* ; si les matières étaient liquides et comme des œufs brouillés, avec des coliques, on donnerait *rheum* ; *dulcam.* si elle était produite par un refroidissement ; *hyoscyam.* a été utile lorsque, avec des selles aqueuses et indolores ou muqueuses, la malade était très-affaiblie.

Miliaire des femmes en couche. — Elle est l'effet de la sueur excessive ; en suivant les conseils de l'homœopathie on l'évitera presque toujours. Cette indisposition se dissipe ordinairement d'elle-même en un jour ou deux ; si, cependant, elle devenait fatigante par la démangeaison qu'elle cause ou par la durée, on donnerait *bryon.* 50ᵉ dans l'eau.

Gros ventre. — A la suite des couches, le ventre a une tendance à rester plus gros, et lorsqu'il y a eu plusieurs couches consécutives, le ventre reste proéminent et quelquefois retombe sur le haut des cuisses. *Sepia* 50ᵉ, répété après quinze à vingt jours, diminue beaucoup ou dissipe cette disposition. Malgré l'action spécifique de ce médicament, quelquefois il ne suffit pas pour dissiper ou diminuer cette incommodité désagréable, il faudra alors recueillir avec soin le tableau de tous les symptômes accessoires et choisir le médicament antipsorique qui s'y rapportera le mieux ; dans ces cas, on trouvera souvent l'indication pour *calc. carb.*, et parfois pour *silic.* ; mais quel que soit le médicament choisi, il faudra le laisser agir au moins cinq à six semaines, et l'administrer à une très-haute dynamisation. On secondera son action par un exercice à pied convenable, un régime alimentaire sobre et une légère compression du ventre, seulement après le retour de couche, époque seulement où il est permis de s'occuper de la guérison de l'incommodité, soit par les médicaments, soit par les moyens hygiéniques. Autant une compression modérée peut être utile à cette époque, autant elle est nuisible appliquée pendant les couches, comme le conseillent les accoucheurs pour prévenir cet inconvénient ; car, dans ce dernier cas, elle produit un effet tout contraire, en appelant un afflux plus considérable vers le ventre et l'utérus.

Chute des cheveux. — Malgré les soins hygiéniques des cheveux, que l'homœopathie, d'accord avec la médecine ordinaire, conseille pendant la couche, il arrive trop souvent

qu'une jeune femme perd une grande partie de ce précieux
ornement après sa couche ; ce désagrément est ordinairement
l'effet des sueurs trop maladroitement excitées et entretenues
pendant les couches, surtout celles de la tête, par des enveloppes trop chaudes de cette partie ; par conséquent il suffira,
en général, pour la prévenir, d'éviter cet abus. Si cependant
une chute abondante de cheveux avait lieu, soit par la cause
indiquée ou toute autre présumable, il faudra nécessairement
s'enquérir de ces causes et des symptômes qui accompagnent
cette chute, et leur opposer le médicament homœopathique
correspondant ; on le trouvera, en général, parmi *sulph.*,
calc., *natrum muriat.* et *lycopod.*, ou *hep. sulf.* et *silicea.* Si
la femme avait eu des pertes très-considérables, *china* devrait
être essayé avant *sulph.* et *calc.*

SOINS A DONNER AUX ENFANTS.

Soins hygiéniques. — Ceux que les accoucheurs modernes
conseillent pour les nouveau-nés sont tout à fait rationnels,
par conséquent nous renvoyons à leurs ouvrages, excepté
pour la pratique de laisser échapper un peu de sang après
avoir coupé le cordon ombilical, et pour l'usage du sirop de
chicorée. Puisque l'enfant ne reçoit plus du sang de la veine
ombilicale, il est convenable de ne pas lui en laisser perdre
par les artères : il ne faut jamais perdre de vue que le sang
est le principal soutien de la vie.

Je crois cependant devoir prémunir les nourrices contre la
manie dictée par les accoucheurs et les sages-femmes, de faire
prendre tous les jours un bain tiède au nourrisson pour le
nettoyer ; cette pratique, importée de l'Angleterre, est entièrement contraire aux vues de la nature : la peau, si spon-
gieuse, si poreuse à cet âge, absorbe une trop grande quantité
d'eau, et dispose l'enfant à la proéminence de la constitution
lymphatique et scrofuleuse ; cette fâcheuse habitude entre as-
surément pour beaucoup dans la cause de cette proportion
énorme de tubercules chez les Anglais, puisque les affections

tuberculeuses sont la dernière expression de la constitution lymphatique. On doit laver l'enfant avec de l'eau tiède dans la saison rigoureuse, et avec de l'eau froide l'été ; et lorsqu'il aura traversé la première dentition, le laver toujours avec de l'eau froide.

Prophilaxie antipsorique. — C'est ici, à l'occasion de l'hygiène du nouveau-né, qu'il est à propos de traiter du *prophilaxis*, proposé par le docteur Gastier, à exercer sur les nouveau-nés, afin de les préserver du développement du vice psorique qu'ils auraient pu hériter de leurs parents. Sans entrer dans des développements et des discussions théoriques hors de propos dans ce travail élémentaire, j'affirmerai que mon expérience personnelle se trouve entièrement d'accord avec celle du docteur Gastier ; je conseille donc, le plus près de la naissance possible, de mettre un ou deux globules de la 200ᵉ dynamisation de *sulf.* dans la bouche de l'enfant, et de répéter cette même dose quatre à cinq semaines après, si aucun phénomène morbide ne demande une autre médication ; vers les trois mois, on donne une même dose de *calc.*, ce qui a l'avantage de faciliter d'une manière singulière le développement de la dentition. Je n'ai jamais vu d'effets fâcheux de l'application de ces conseils, et j'ai toujours vu, au contraire, les enfants qui y avaient été soumis se développer d'une manière franche et heureuse, soit au physique, soit au moral. Les expériences que j'ai rappelées ne confirment pas l'opinion du docteur Gastier de l'inefficacité de la vaccine sur ces sujets, car la vaccine a parfaitement pris sur tous les enfants qui avaient d'ailleurs obtenu un si bon effet des moyens prophylactiques prescrits.

Asphyxie. — Les soins homœopathiques doivent être différents, selon qu'elle offre une nature *apoplectique* ou *syncopale* ; dans le premier cas, *aconit.* 18ᵉ sur la langue de l'enfant ; ensuite, si au bout d'un quart d'heure, on n'observe pas de mieux, *tart. emet.* 12ᵉ de la même manière ; si l'enfant est violet, on donnera *op.* Dans le second cas, qui a lieu lorsque la mère a eu des pertes de sang abondantes ou d'autres maladies graves pendant sa grossesse, ou quand l'accouchement a été très-long ou avant terme, *china* 12ᵉ pourra être utile, bien entendu qu'il faudra conserver intact le cordon ombilical tant qu'il y aura des pulsations, et administrer tous les autres moyens palliatifs conseillés dans ce cas, que l'on trouve dans tous les traités d'accouchements pour rappeler l'enfant à la vie.

Ecchymoses à la surface du crâne. — Une ou deux lotions avec la teinture pure d'*arnica* suffisent pour les résoudre, soit qu'elles se manifestent au moment de l'accouchement ou quelque temps après, soit qu'elles soient produites par le séjour de la tête au bassin, ou par l'action des branches du forceps.

Difformités, monstruosités. — Nous conseillons, dans toutes les difformités, de donner quelques doses de *sulph.* 50ᵉ et de *calc.* 50ᵉ, alternées à longs intervalles, le plus tôt possible après la naissance. Beaucoup de difformités pourront se corriger de cette manière, car, comme les difformités sont l'effet de la déviation de l'action de la force vitale dans la formation des organes, en ramenant cette force à son état normal, on pourra aussi obtenir une résolution des formes viciées qu'elle aura produites. Si la difformité atteint le système osseux, après ces médicaments on donnera *silic.*, mais à de très-longs intervalles et à de très-hautes dynamisations.

Envies ou taches maternelles. — Ces différentes taches qui apparaissent à la périphérie du corps du nouveau-né sont les produits d'un vice du tissu organique de la peau et ordinairement du développement excessif des vaisseaux capillaires. Les mêmes médicaments que nous avons conseillés dans l'article précédent trouveront là aussi une application bien utile, et d'autant plus utile qu'ils seront administrés plus près de l'époque de la naissance ; les observations cliniques constatent que *calc. carb.* est le médicament qui a eu les plus heureux résultats de tous ceux qui ont été essayés dans cette espèce de vice organique.

Cyanose. — Les enfants restent bleus parce que l'imperfection du canal artériel qui reste ouvert empêche le sang veineux d'arriver au poumon pour y être changé en sang artériel rouge ; par conséquent, ici aussi *sulf.*, et surtout *calcarea,* doivent être administrés le plus tôt possible ; ensuite *digitale*, qu'on alternera avec *calcarea*, à deux ou trois mois d'intervalle, et à la 200ᵉ dynamisation. Les *hernies*, soit ombilicales, soit inguinales de naissance, se guérissent en quelques semaines par *sulf.* 50ᵉ. Si, dans quinze jours, la tumeur sortait encore, on donnerait *nux vom.* 50ᵉ, et huit jours après encore une dose de *sulf.*

Endurcissement du tissu cellulaire. — Cette maladie, qui emporte tant de nouveau-nés qui ont été exposés dans les maisons d'enfants trouvés, cédera assez facilement à quelques doses d'*aconit.* 5ᵉ, ensuite *bryon.* 50ᵉ, et si la maladie résiste *sulf.* pour revenir à *acon.*

Gonflement des mamelles. — Il est ordinairement l'effet d'une pression maladroite de ces parties ; *arnica* 12ᵉ le fera résoudre s'il n'y a pas encore de rougeur ; si elle s'était déjà développée, on donnerait *cham.* ou *bryon.*; et *bellad.* si elle a un caractère érésipélateux. Si l'inflammation est vive, on fera précéder ces médicaments par *aconit.* ; s'il y avait un abcès, on donnerait *hep.* 5 gl. par jour, et on finirait la cure par *silicea* 50ᵉ.

Hoquet. — Il faut réchauffer l'enfant contre le sein de la nourrice et lui faire prendre de l'eau sucrée par gouttes ; si ces moyens ne suffisaient pas, on ferait aspirer *bellad.*

Coryza sec. — Le nez bouché empêche l'enfant de respirer en tetant. Si l'onction du nez par un corps gras ne soulage pas, on fera respirer *nux vom.* Si, vingt-quatre heures après, il n'y a pas de soulagement, on fera prendre *sambucus nig.* 50ᵉ. S'il y a un écoulement de sérosité par le nez, on donnera *cham.*; si le coryza s'aggrave le soir, *carb. veget.*; s'il revient chaque fois qu'on expose l'enfant à l'air froid, on donnera *dulcam.*

Ophthalmie des nouveau-nés. — Cette maladie, si rebelle pour l'allopathie, cède très-facilement à l'*aconit.*; douze heures après on donnera *dulcam.* Si la maladie avait déjà fait beaucoup de progrès, on donnerait d'abord *tinct. sulf.* 50ᵉ, et ensuite *calc.* 50ᵉ.

Constipation. — Si elle ne dépend pas de la nourriture

trop échauffante de la nourrice, on donnera à l'enfant *bryon.* 50°, ou bien la même dose de *nux vom.* Si ces médicaments ne suffisaient pas, on donnerait *opium* ; si la constipation revenait souvent, on donnerait une dose de *sulf.* Le docteur Rummel a trouvé dans *alumina* un moyen très-efficace pour combattre la constipation chez les nourrissons.

Insomnie. — Elle est souvent l'effet d'affections morales ou du mauvais régime de la nourrice, qu'il faudra d'abord corriger, si l'insomnie persiste on donnera *coffea* ; si l'enfant souffre en même temps de vents et de mal au ventre, on donnera *cham.* ; *opium* conviendra si le visage de l'enfant est rouge.

Cris continuels des enfants sans causes appréciables. — Il est bien rare qu'un enfant crie sans avoir quelque souffrance, soit dans les oreilles, le ventre ou la tête ; par conséquent, si un enfant criard a, en même temps, le corps brûlant et le visage rouge, on donnera *acon.* 50°, que l'on répétera quatre à six heures après, si cet état persiste ; si les cris sont violents avec agitation que rien ne peut calmer, on donnera *coffea* ou *cham.*

Rétention d'urines. — On fera respirer le *camph.* et ensuite on donnera quelques doses d'*aconit.* ; ces médicaments suffisent ordinairement pour amener la sécrétion à son état normal ; *pulsat.* ou, s'il y a constipation, *nux vom.* sont aussi utiles dans cette maladie des enfants.

Intertrigo ou gerçures des enfants. — L'allopathie n'a aucun moyen contre cette incommodité qui est quelquefois très-douloureuse et ôte tout repos aux enfants ; *sulf.* 50° m'a rarement refusé ses bons résultats, en trois ou quatre jours la peau était entièrement cicatrisée ; si l'enfant était méchant et criard on donnerait *cham.* ; si ces moyens ne réussissaient pas, au bout de huit ou dix jours, on donnerait *graph.* 50° ou *lycop.* même atténuation.

Aphthes. — *Acid. sulf.*, une goutte dans un verre d'eau, une cuillerée à café toutes les trois ou quatre heures, est le spécifique le plus approprié ; *merc.* 12° est aussi spécifique des aphthes, surtout lorsqu'il y a beaucoup de salive dans la bouche ; si la maladie n'est pas guérie cinq ou six jours après la prise de *merc.*, on donnera *tinct. sulf.* 50°. *Borax* m'a réussi dans des cas dans lesquels tous les précédents médicaments avaient échoué.

Ictère. — Il se dissipe ordinairement de lui-même; lorsqu'il est très-intense et l'enfant brûlant, on donnera *aconit.* 50° dans un verre d'eau, une cuillerée à café toutes les trois à six heures, jusqu'à la guérison.

Diarrhée. — *Ipecac.*, répété toutes les trois à quatre heures, est le spécifique le plus généralement utile dans cette affection des enfants, surtout si les selles sont aqueuses, verdâtres ou mousseuses; si l'enfant crie beaucoup, avec le ventre gonflé et beaucoup de vents, on donnera *cham.*; si la diarrhée est renouvelée à chaque impression de l'air frais, on donnera *dulc.*; lorsqu'elle est produite par les fortes chaleurs de l'été avec beaucoup de soif, on donnera *bryon.*; si la langue est couverte d'un enduit épais, blanc ou jaune, on donnera *antim.*; si l'enfant devient très-faible et pâle, on donnera *arsen.* Bien entendu qu'il faut que la nourrice s'abstienne de fruits et de tout aliment relâchant.

Spasmes de poitrine ou étouffement subit du nouveau-né.— Il ne peut pas avoir sa respiration, il devient pâle ; on donnera *ipec.* que l'on répétera selon le besoin; si ce médicament ne suffisait pas, on ferait respirer à plusieurs reprises *samb. nig.*

Convulsions. — Lorsque l'on connaît la cause des convulsions, on administre le médicament convenable à cette cause. En général, il ne faut pas donner de médicaments pendant un accès de convulsions; cependant, s'il était trop fort, on ferait respirer du *camphr.*, qui les calme toujours instantanément; on donnera le médicament indiqué quelque temps après l'accès, ou vers sa fin, lorsque le cas est urgent; si, après la prise, il y a aggravation, on attendra son effet : si la première dose ne fait pas un effet sensible, prompt, on en donnera une seconde aussitôt qu'un second accès se manifestera. Si l'accès suivant diminue, on laissera marcher l'amélioration ; pour donner plus tard un autre médicament, si l'accès change de nature. Les médicaments principaux contre les convulsions des enfants sont *ignat.*, *coffea*, *cham.* Chez les enfants faibles et maladifs, qui ont souvent des convulsions sans autres accidents, on donnera *coffea.*

Lorsqu'il y a des secousses dans les membres avec des accès fréquents de chaleur, avec une légère somnolence et réveil avec frayeur, des cris violents et tremblement de tout le corps; quand on ne connaît pas la cause qui donne lieu à ces convulsions, *cham.*; lorsqu'elles reviennent tous les jours à la même heure et sont suivies de sueurs et de chaleur, ou qu'elles reviennent tous les deux jours, un peu plus tôt ou un peu plus tard, on donnera *ignat.*, que l'on répétera après l'accès suivant. Dans ce dernier cas, *merc.* est souvent indiqué.

Lorsque, avec des secousses des bras et des jambes, la tête est tournée de côté et d'autre, que l'enfant gît étendu avec les yeux à demi ouverts, sans connaissance, une joue rouge et l'autre pâle, il geint beaucoup, il veut toujours teter, on donnera *cham.*, que l'on répétera deux ou trois fois.

Si, avec les convulsions, il y a respiration courte, nausées, efforts de vomir ou vomissements et diarrhée, si l'enfant s'étire d'une manière spasmodique, avant, pendant et après l'accès, on donnera *ipecac.* qu'on répétera tant qu'il n'y aura pas d'amélioration.

Lorsque, avec un tremblement de tout le corps, l'enfant frappe avec les mains et les pieds, jette les hauts cris pendant l'accès, à son insu, lorsqu'il gît étendu, étourdi et sans connaissance, ou lorsque, avec le ventre enflé depuis longtemps, il n'y a pas eu de selles ou d'urines ; lorsque la nourrice a eu une forte frayeur ou une colère (dans ce dernier cas on devra donner plus tard *cham.*) et que les convulsions dépendent de cette cause, on donnera *opium*, que l'on répétera jusqu'à ce qu'il y ait amélioration.

Lorsque, le ventre étant gonflé, il n'y a pas d'autres symptômes qui se rapportent au médicament précédent, mais qu'il y a des renvois et un écoulement de salive par la bouche, fièvre et une grande faiblesse après les accès, on donnera *merc.* Lorsque ce médicament n'aura pas été utile ou si l'enfant, outre ces symptômes, se frotte le nez ou a rendu des vers, on donnera *cina.*

Tétanos. — Dans les climats chauds, cette maladie terrible enlève beaucoup d'enfants ; mais par le secours de l'homœopathie il sera facile d'arracher ces petits êtres à cette funeste destinée en administrant les médicaments fournis par cette doctrine Le docteur Hartmann dit avoir toujours parfaitement réussi en administrant de suite quelques globules de *camphre* 5ᵉ que l'on frotte sur les gencives de l'enfant, et en faisant aspirer en même temps de l'alcool camphré que l'on tient sous le nez de l'enfant ; si ces moyens n'apportaient pas de soulagement au bout de dix minutes à un quart d'heure, on donnerait *belladona* 5ᵉ, deux globules. On aura soin de tenir l'enfant enveloppé dans la flanelle et dans une chambre convenablement chauffée.

Dentition. — Trop souvent elle est accompagnée de souffrances qui donnent l'occasion à la médecine empirique des allopathes de détruire pour toujours la santé des enfants, par les sangsues et le calomel : l'homœopathie est d'un grand secours pour cette pénible période de la vie.

Lorsque les dents ont de la peine à percer, les gencives restent longtemps gonflées, blanchâtres et douloureuses, on donne *calc.* 50ᵉ répétée tous les huit jours pendant trois à quatre semaines ; s'il en survenait quelque accident, on ferait aspirer le *camphre.*

Quand l'enfant est très-agité, tantôt pleureur, tantôt trop gai, avec un peu de fièvre, on donnera *coffea*, que l'on répétera pendant deux ou trois jours ; si ces accidents ne se passent pas, on donnera *acon.*, et si les malaises persistent, *cham.* : s'il y a une fièvre violente, chaleur, soif, si l'enfant crie souvent et fourre souvent ses mains dans la bouche, s'il s'effraye dans le sommeil, on donnera aussi ces mêmes médicaments, *acon.* et *cham.*, en ayant soin de ne passer a un second médicament qu'après avoir attendu quelque temps que l'action du premier se soit épuisée ; s'il y avait une petite toux sèche avec constipation, on donnerait *nux vom.* plutôt que *cham.*, qui convient surtout pour la diarrhée. Ce dernier médicament est spécialement indiqué lorsque l'enfant a, en même temps, une toux sèche en forme de coqueluche, agitation la nuit, telle souvent, avec une chaleur brûlante, rougeur de la peau et des yeux, angoisse, respiration difficile, courte, accélérée et bruyante, tremblement des membres et des secousses dans quelques membres, ou un grand nombre de ces symptômes. Si dans ces cas *cham.* ne suffisait pas, on donnerait *bellad.* 50ᵉ.

S'il y a des signes d'approche de convulsions, si l'enfant a la diarrhée, pâleur du visage, yeux ternes, peu d'appétit ; s'il veut toujours être porté et appuie sa tête sur l'épaule de la personne qui le porte, *cham.* pourra prévenir leur développement ; si les symptômes que nous avons indiqués pour *ignatia* (V. convulsions) existent, ce médicament pourrait aussi avoir la même efficacité.

Si les convulsions se sont déjà développées, on fera aspirer *ignat.* en tenant le bouchon extrait de ce flacon sous le nez, pendant l'inspiration ; s'il survient encore un autre accès semblable, on fera de nouveau aspirer le même médicament, et s'ils ne cessaient pas, on donnerait *cham.* dans l'eau, une cuillerée à café après chaque accès. *Bellad.* conviendra dans le cas d'insuccès par *ignat.* et de *cham.* ; elle devra être préférée lorsqu'après l'accès l'enfant tombe dans un sommeil léthargique qui dure pendant tout l'intervalle du calme ; s'il se réveille subitement comme par une frayeur, regarde autour de lui avec inquiétude, avec un regard extraordinaire, avec les pupilles très-dilatées et les yeux immobiles comme s'il était effrayé de quelque chose ; lorsqu'il y a roideur de tout le corps, et chaleur brûlante surtout au front et aux mains, qu'il lâche l'urine dans le lit (dans ces cas on pourrait aussi conseiller *cina*) ; ce dernier médicament conviendra surtout lorsque l'enfant pisse souvent au lit, même hors des accès, s'il avait une toux sèche comme de coqueluche qui s'est aggravée, et à laquelle se sont ajoutés les spasmes de poitrine et les convulsions ; si les enfants enfoncent souvent le doigt dans le nez.

On se gardera bien de porter des instruments tranchants sur les gencives, ou des limes ou autres instruments sur les dents, excepté si elles se sont développées dans des places anormales ou dans une très-mauvaise direction, de manière que

8

l'on ne puisse pas espérer leur redressement par le développement consécutif de la mâchoire : dans ce cas seulement on devra avoir recours aux soins manuels du dentiste. Les brosses sont très-nuisibles sur les gencives tendres ; on se contentera de faire laver la bouche de l'enfant avec de l'eau tiède.

Erésipèle. — Les nouveau-nés sont souvent atteints d'un érésipèle qui parcourt successivement toutes les parties du corps plusieurs fois, jusqu'à ce que la mort mette fin à ses souffrances ; c'est du moins ainsi que les choses se passaient avant que Hahnemann eût gratifié le monde de ses expériences sur *bellad.* et *rhus* qui en sont les spécifiques ; on donnera *bellad.* 30e dans un verre d'eau une cuillerée à café toutes les heures, ou on la fera respirer, et, vingt-quatre heures après, on donnera *rhus* de la même manière ; on alternera ainsi jusqu'à la guérison. Si la fièvre était violente, on commencerait le traitement par l'aspiration d'*acon.*

Croûtes de lait. — Cette maladie, qui atteint ordinairement les enfants d'une constitution lymphatique à l'époque de la dentition, sera prévenue avec succès par l'emploi précoce des antipsoriques comme je l'ai indiqué à l'article *Prophylaxie :* si ces moyens avaient été négligés et que la croûte de lait se développe, le moyen le plus spécifique, que j'ai plusieurs fois constaté d'après l'indication de Hartmann, est *viola tricolor* 3e, trois globules dans un verre d'eau, une cuillerée à café matin et soir ; quelquefois cependant ce médicament ne suffit pas ou n'est pas indiqué d'après les symptômes de la maladie ; si la peau est rouge et bouffie, et l'enfant très-agité, on commencera la cure par *acon.* pour passer ensuite à la pensée sauvage ; si l'éruption couvre une grande partie du corps avec démangeaison et insomnie, on donnera *sulf.*; si l'enfant souffre beaucoup des dents et a de l'insomnie la nuit, on donnera *cham.*, et si cela ne suffit pas, quelques jours après on donnera *calcarea carb.*; si l'éruption prend un caractère rongeant avec un écoulement d'humeur âcre, on administrera *rhus toxic.* ; si l'humeur qui s'écoule est d'une couleur jaunâtre, on donnera *staphys.* Tous ces médicaments doivent être administrés à une haute atténuation et avec de longs inter-

valles de une à quatre semaines ; on aura soin de faire prendre une nourriture animale à la nourrice ou de donner des
bouillons de viande à l'enfant.

Maladies éruptives. — Chez les enfants à la mamelle, ces
maladies sont ordinairement sans danger : lorsque la fièvre se
manifestera assez fort, on donnera *acon.* 50ᵉ dans l'eau ; au
bout de vingt-quatre heures, s'il n'y a pas d'amélioration, il
faudra administrer le spécifique pour la nature spéciale de
l'éruption qui se développe. Les plus importantes sont la miliaire, la rougeole, la scarlatine et la petite vérole.

Miliaire. — Cette éruption est de très-peu d'importance
chez les enfants en bas âge ; elle est ordinairement l'effet de
couvertures trop chaudes et se dissipe en en éloignant la
cause. Si cependant elle était accompagnée de chaleur sèche,
fréquence du pouls, somnolence et bouche chaude, on donnerait *acon.*, dans un verre d'eau, une cuillerée à café toutes les
trois ou quatre heures. S'il y avait du dévoiement, on donnerait *ipec.* ; si le ventre était gonflé avec constipation, on donnerait *bryon.* de la manière indiquée pour l'*acon.*

Rougeole. — Cette maladie se guérit assez ordinairement
par les seules forces de la nature chez les enfants à la mamelle.
Si la rougeole régnait dans la maison, il serait prudent de
faire prendre, tous les deux jours, une cuillerée à café de la
solution de *pulsat.* 50ᵉ, deux globules dans un verre d'eau,
comme moyen préservatif que j'ai vu bien souvent remplir
parfaitement ce but.

Puls. est le spécifique de la rougeole. Aussitôt qu'on aper-
cevra la rougeur des yeux, le coryza fluent, l'enrouement et
autres symptômes indiquant l'apparition de cette maladie,
puls. arrêtera son développement et la fera avorter ; elle est
aussi indiquée dans les périodes plus avancées de la maladie ;
soit que l'éruption soit complète ou seulement dans son développement ; le dévoiement qui accompagne souvent cette
maladie est une indication de plus pour ce médicament, et
alors ses effets sont pour ainsi dire instantanés.

Si l'éruption se faisait difficilement, et si le petit malade
éprouvait de la difficulté à respirer, on donnerait *ipec. Bryon.*

facilite aussi l'éruption de la rougeole lorsqu'il y a beaucoup d'agitation, soif et une toux violente, bruyante et creuse. *Acon.* est quelquefois indiqué pendant la période fébrile lorsque la face est très-rouge, avec somnolence, grande soif et angoisse. Le malade doit observer une diète sévère jusqu'à ce que la fièvre ait cessé, prendre des boissons dégourdies, éviter l'impression de l'air froid et de se refroidir, particulièrement en changeant de linge, ce qu'il faut faire le plus rarement possible.

Scarlatine. — *Bellad.* est son spécifique lorsqu'elle est lisse et que le doigt laisse une marque blanche lorsqu'on le pose sur une portion rouge de la peau. Quand la peau est parsemée de petits boutons et que le doigt ne laisse pas de trace blanche, c'est une fausse scarlatine; *bellad.* ne peut rien contre cette espèce, il faudra continuer *acon.*, et, s'il y a beaucoup d'agitation, intercaler quelques doses de *coffea* entre les prises d'*acon.*, qu'on répétera toutes les douze heures.

Petite vérole. — Lorsque la fièvre est violente avant l'éruption, on donnera *acon.* 18e dans l'eau; s'il y avait une violente douleur de tête, on donnerait *bellad.*; si l'éruption se faisait difficilement avec une anxiété excessive, soif, brûlement à la peau, vomissements, on donnerait *arsen.* 30e dans l'eau, une cuillerée à café toutes les deux heures Dans la période de suppuration, *merc.* 12e est très-utile; en modérant la fièvre et accélérant la formation des croûtes, il empêche le pus de creuser le derme. Si les pustules sont très-abondantes avec beaucoup de suppuration, lorsque la dessiccation commencera, on donnera *sulf. Vaccinia* 30e, répétée deux jours de suite, a arrêté, entre les mains du docteur Gross et d'autres homœopathes, entièrement le cours de la maladie.

Les expériences récentes de notre vénérable et infatigable Bœninghausen nous ont procuré un nouveau spécifique contre la petite vérole, par les connaissances exactes qu'il possède de la matière médicale pure : en effet, *thuya* a, dans ses symptômes de la peau, des boutons entièrement semblables à ceux de la petite vérole. Cet ingénieux médecin a mis deux globules de la 200ᵉ atténuation de *thuya* sur la langue du malade affecté d'une petite vérole confluente très-grave, et, quatre jours après, fièvre, boutons, croûtes et taches même avaient entièrement disparu, et le patient se portait parfaitement bien. Dans quelques rares cas, il a été obligé de donner, le second jour, une seconde dose du même médicament, et toujours le résultat a été le même. Depuis que je connais ces expériences, j'ai eu un seul cas de petite vérole grave par les symptômes, quoique les pustules fussent assez discrètes au deuxième jour de l'éruption. J'ai donné *thuya*, deux globules de la 500ᵉ, selon l'indication du docteur Bœhninghausen, et, le sixième jour, l'individu sortait entièrement guéri ; à la place des boutons, il ne restait qu'un petit point rouge de la largeur d'une petite tête d'épingle ; j'avais peine à en croire mes yeux.

Vaccine. — D'après les expériences que je viens de citer sur les effets de *thuya* dans la petite vérole, ne devrions-nous pas adopter l'opinion déjà émise par Hahnemann de supprimer l'usage de la vaccine, attendu le danger qu'il y a d'inoculer en même temps les virus inhérents au sujet dont on prend le virus, et par la facilité que l'homœopathie offrait déjà de son temps de guérir la petite vérole naturelle ? Cette facilité étant beaucoup augmentée par la nouvelle découverte homœopathique, la petite vérole deviendrait une maladie beaucoup plus innocente que celles qu'on est menacé de contracter par la vaccination. Si les statistiques publiées par quelques journaux politiques, par lesquelles il serait constaté qu'il meurt beaucoup moins d'enfants depuis l'usage de la vaccine, mais que la durée moyenne de la vie des adultes est beaucoup abrégée, sont vraies, il ne devrait pas y avoir d'hésitation à adopter la suppression de la vaccine ; mais, comme nos nouvelles expériences ne sont pas encore assez nombreuses, et que, d'ailleurs, l'individu non vacciné pourrait contracter la petite vérole dans des voyages ou dans des pays où il ne se trouverait pas de médecins homœopathes pour le traiter convenablement, je pense que, jusqu'à ce que l'homœopathie soit devenue de droit commun, il est prudent de continuer à faire vacciner ses enfants. Il est toujours prudent de faire prendre un globule de *sulf.* après la dessiccation des croûtes.

Croup.—Le *croup* est ordinairement précédé des symptômes d'un rhume ordinaire : l'enfant est grognon, enroué; il a un peu de toux sèche, un peu de fièvre, surtout le soir ; il a envie de dormir ; le sommeil est agité ; ensuite l'enfant est éveillé la nuit par un étouffement excessif; il porte la main au larynx comme pour arracher quelque chose qui l'étrangle ; il a des quintes de toux creuse, sonore, sifflante, avec un bruit semblable aux cris d'un jeune coq ; la respiration est sifflante ou avec râle, ou suspirieuse ; il se relève sur son séant; son visage est très-rouge et boursouflé ; fièvre très-forte, pouls très-fréquent et fort; impatient ; il renverse la tête en arrière pour respirer ; ces accès sont interrompus par quelques instants de calme et d'assoupissement, et ensuite ils reviennent de plus en plus forts et de plus en plus fréquents, jusqu'à ce que le larynx, étant presque entièrement bouché, les symptômes d'asphyxie se manifestent, et l'enfant meurt asphyxié. En examinant le fond du gosier de l'enfant, on voit des plaques plus ou moins blanches, adhérentes aux piliers du voile du palais ou aux amygdales, qui sont le commencement de la fausse membrane qui s'étend dans les voies aériennes ; ce symptôme est considéré comme caractéristique du croup, pour le distinguer de l'angine spasmodique qui en présente toute l'apparence sans offrir le même danger. La distinction de ces deux maladies est très-importante pour l'allopathe, afin de ne pas martyriser un enfant avec les moyens violents et cruels qu'il emploie contre le vrai croup pour une maladie qui se dissipe ordinairement d'elle-même ; mais, pour l'homœopathe, cette distinction l'est beaucoup moins, puisque les moyens doux et simples qui lui suffisent pour la guérison du croup accélèrent aussi celle de l'angine spasmodique. Le premier médicament à employer lorsque le croup se déclare est *aconit.*; on fera dissoudre trois globules de la 18ᵉ atténuation dans un demi-verre d'eau, et on en fera prendre une cuillerée à café toutes les cinq minutes ; on éloignera les prises lorsque la violence des symptômes fébriles diminuera. Quatre à cinq heures après le commencement de l'emploi de ce médicament, la force de la fièvre est diminuée, le visage est moins rouge; alors on donnera *spongia* 30e également dans un demi-verre d'eau, une cuillerée à café toutes les demi-heures ; en éloignant les prises à mesure que les quintes de toux et l'étouffement diminueront.

Ordinairement, après quelques cuillerées d'*acon.*, l'enfant s'endort et tombe dans une sueur abondante qu'il faut bien se garder d'interrompre; il est réveillé après une heure ou deux par une quinte qui est beaucoup moins forte; la toux devient plus grasse ; la violence de la maladie est calmée. Lorsqu'après vingt-quatre ou trente-six heures de l'usage de l'éponge, la toux reste creuse, on donne *hepar sulf.*; des praticiens conseillent de donner *spong.* et *hep.* alternativement toutes les deux heures. *Sambucus* est indiqué lorsque, malgré la diminution des quintes, l'étouffement continue. Dans cette maladie il faut soigneusement éviter les refroidissements ; on ne changera le linge de l'enfant que lorsque la guérison sera bien assurée, pour éviter les rechutes qui ont une si grande tendance à se reproduire.

Coqueluche (La). — Commence le plus souvent comme un rhume ordinaire; quelques jours après se développent les accès propres à cette maladie : l'enfant éprouve de l'anxiété, des bâillements, des éternuments, un chatouillement ou une pression au larynx ; il devient silencieux, triste pendant quelques instants, ensuite la quinte de toux commence; elle consiste en une série de plusieurs expirations courtes, par saccades, sans pouvoir faire une inspiration suffisante ; ces expirations sont suivies d'une très-forte inspiration bruyante, suspirieuse, ou avec un cri semblable à celui de l'âne, et ensuite d'une série de petites expirations, alternativement quatre, six à huit fois pendant une ou plusieurs minutes : plus l'accès se prolonge, plus l'enfant étouffe, il cherche à appuyer ses mains et sa tête sur quelque chose, son corps est penché en avant, il frappe du pied, il est comme hors de lui-même ; son visage devient rouge-violet; parfois le sang sort du nez et de la bouche ; enfin l'accès finit ordinairement par le rejet par la bouche de mucosités plus ou moins abondantes et des aliments ; ensuite l'enfant reprend son état habituel.

Pendant la période catarrhale, on se réglera, pour le choix des médicaments, par ce que nous avons dit à l'article *Rhume*. Lorsque la toux offre le caractère de coqueluche, on donnera un globule de *drosera*, qu'on répétera cinq à huit jours après; ordinairement deux ou trois doses suffisent. Lorsque l'enfant reste roide et sans connaissance pendant l'accès, *cupr.* trouve une application spéciale. En répétant tous les jours *acon.* le matin, j'ai guéri une coqueluche récente sur un enfant vif et pléthorique. *Cinn.* lorsque l'enfant a une faim très-forte, qu'il porte souvent le doigt dans le nez, ou s'il y a des convulsions. *Conium* m'a réussi lorsque les quintes avaient lieu surtout la nuit. Lorsque les accès convulsifs auront été dissipés, le reste de la toux sera combattu par *ipecac.* ou les autres médicaments appropriés à la nature de la toux. (Voy. *Rhume*.)

Carreau. — Gonflement dur et indolent du ventre chez les enfants, avec maigreur excessive du corps, peau terreuse, ordinairement accompagné de diarrhée; *sulf.* suffit souvent seul à la guérison. Si, après un mois ou deux, l'amélioration ne fait plus de progrès, on donnera *calc.* Si la diarrhée était très-fréquente, avec brûlement à l'anus et faiblesse excessive, on commencerait par *arsen.*, et on tiendrait l'enfant à un régime léger de potages au bouillon gras.

Vers. — Lorsque les enfants rendent des vers, soit lombrics ou ascarides; *cinn.* 12ᵉ fera ordinairement disparaître les accidents; en cas d'insuccès, on donnera *sulf.* 30ᵉ. Ces médicaments devront être répétés de cinq à huit jours d'intervalle.

Fièvres. — Toutes, ou presque toutes les fièvres qui atteignent les enfants en bas âge sont guéries, ou du moins améliorées par *acon.* 24ᵉ dans l'eau, une cuillerée à café toutes les deux heures, ou un peu plus ou un peu moins souvent, suivant leur violence; on fera donc toujours bien de donner, dans ces cas, ce médicament, si des symptômes particuliers, annoncés dans les paragraphes précédents, n'indiquent pas d'autres médicaments. Cependant, comme les maladies du premier âge marchent très-vite, il sera prudent, quand elles offriront quelque gravité, d'en étudier les symptômes pour leur appliquer les médicaments les plus homœopathiques, car une grande partie des phlegmasies, ou presque toutes, peuvent aussi bien atteindre les enfants, et il faudrait donner un traité complet de médecine et de chirurgie, si je voulais exposer le traitement de toutes ces maladies, ce qui n'est nullement dans mes intentions. Je clos donc ici mon travail, heureux si mon expérience pouvait aider nos jeunes confrères, et les sages-femmes, à donner tous les soulagements que la classe si intéressante de la famille humaine, sujet de ces études, a droit d'attendre du VRAI ART DE GUÉRIR!

FIN

ERRATA.

Page 5, ligne 16, une, *lisez :* exige une.

Page 20, ligne 29, répulsion, *lisez :* expulsion.

Page 75, ligne 9, précité. Si *coffea* ne suffit pas, *lachésis.* Lisez *:* précité si *coffea* ne suffit pas. *Lachésis,* etc.

TABLE DES MATIÈRES.

9 782019 942106